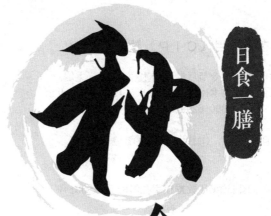

日食一膳·

秋

令节气
顺时养生

甘智荣／主编

江西科学技术出版社

江西·南昌

图书在版编目（CIP）数据

日食一膳. 秋令节气顺时养生 / 甘智荣主编. --
南昌：江西科学技术出版社，2018.7（2024.5重印）
ISBN 978-7-5390-6299-0

Ⅰ. ①日… Ⅱ. ①甘… Ⅲ. ①食物养生 Ⅳ.
①R247.1

中国版本图书馆CIP数据核字(2018)第078031号

选题序号：ZK2017383
图书代码：D18028-101
责任编辑：宋涛

日食一膳． 秋令节气顺时养生
RISHI YISHAN QIULING JIEQI SHUNSHI YANGSHENG

甘智荣　主编

摄影摄像	深圳市金版文化发展股份有限公司
选题策划	深圳市金版文化发展股份有限公司
封面设计	深圳市金版文化发展股份有限公司
出　版	江西科学技术出版社
社　址	南昌市蓼洲街2号附1号
	邮编：330009　电话：(0791) 86623491　　86639342（传真）
发　行	全国新华书店
印　刷	深圳市雅佳图印刷有限公司
开　本	787mm×1092mm　1/16
字　数	160 千字
印　张	10
版　次	2018年7月第1版　2024年5月第2次印刷
书　号	ISBN 978-7-5390-6299-0
定　价	39.80元

赣版权登字：-03-2018-60

前言
Preface

　　一年四季中，每个季节都发生着变化，人的身心也会随着季节的变化而变化。因此，我们不能墨守成规地养生，而应该随着季节的变化，"因季而异"地养生。中医经典《黄帝内经》指出，人体五脏的生理活动只有适应四时阴阳的变化，才能与外界环境保持协调平衡；反之，人体节律就会产生紊乱，随之人体的抗病能力和适应能力也会下降。

　　中医认为"药疗不如食疗，救治于后"，不若摄养于先。食物是健康的根源，与其等邪气入体而生病吃药，不如直接通过食物进行治疗；若等生病后再进行食疗，又不如在生病前就先用食物养生，而养生食物的选择也需要"顺四时"。

　　每个节气的到来都预示着气候的温差变化，同时也暗示着物象的更新交替。春生夏长、秋收冬藏，顺应自然，每个季节都会生长相应的食材。食疗养生就是顺应四时的变化，从药食同源的思想出发，根据四时气候的特点，挑选出不同的食材，娴熟运用各种烹饪技巧，烹调出汤、菜、粥、饭、茶等各式膳食，将食材潜在的营养和食疗功效发挥出来，并与食物的美味结合为一体。

　　膳食的制作搭配，不是简单的食材堆砌，是在了解食材的寒热温凉基础上，根据人体体质的寒热虚实，来制作合理的膳食，调节人体的机能，使五脏六腑保持协调，维持和谐的健康状态，从而达到强健体质、增强免疫力、不受疾病侵扰的目的。

《日食一膳》中医食疗系列书以传统文化中的二十四节气为主线，根据每个节气的特点，详细讲解应季的养生饮食，图文并茂，形象直观，便于读者阅读使用。本丛书介绍了四百余种膳食，有菜、汤、粥、饭、茶等，形式丰富，每道膳食都有食材、做法的介绍，并配有详细的养生分析，为您讲述每道膳食具有的营养价值和食疗功效。在以食疗为目的的基础上，将美食的色、香、味、形融入烹饪中，在养身的同时也能获得愉悦的心体验。

本系列书内容丰富，图片精美，十分适合对美食和养生感兴趣的读者参阅。在编著过程中，编者将节气美食与养生理念有机融合，力求做到文字通俗易懂，体例新颖别致，既注重知识性，更注重实用性。希望本书能让读者养成良好的饮食健康习惯，吃出一个好身体，达到益寿延年的目的。

目录
Contents

立秋 —— 清火气，养肺胃

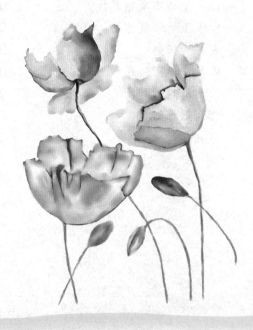

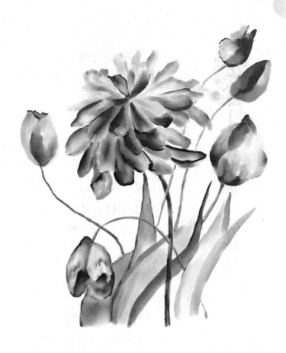

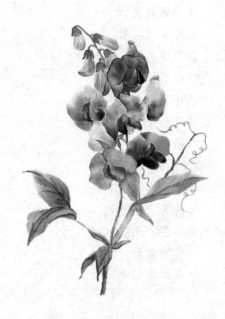

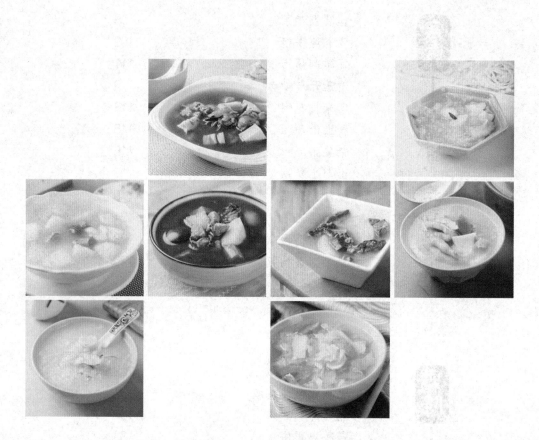

立秋

——清火气，养肺胃

立秋是进入秋季的初始，《管子》中记载："秋者阴气始下，故万物收。"对于秋季养生，《素问·四气调神大论》指出："夫四时阴阳者，万物之根本也，所以圣人春夏养阳，秋冬养阴，以从其根，故与万物沉浮于生长之门，逆其根则伐其本，坏其真矣。"根据古人的养生调养宗旨，顺应四时节气养生，方能达到延年益寿的目的。立秋是天气由热转凉的交接节气，也是人体阴阳代谢出现阳消阴长的过渡时期，故而立秋养生以滋阴清热为主，祛除夏季余热，滋养秋冬阴液。

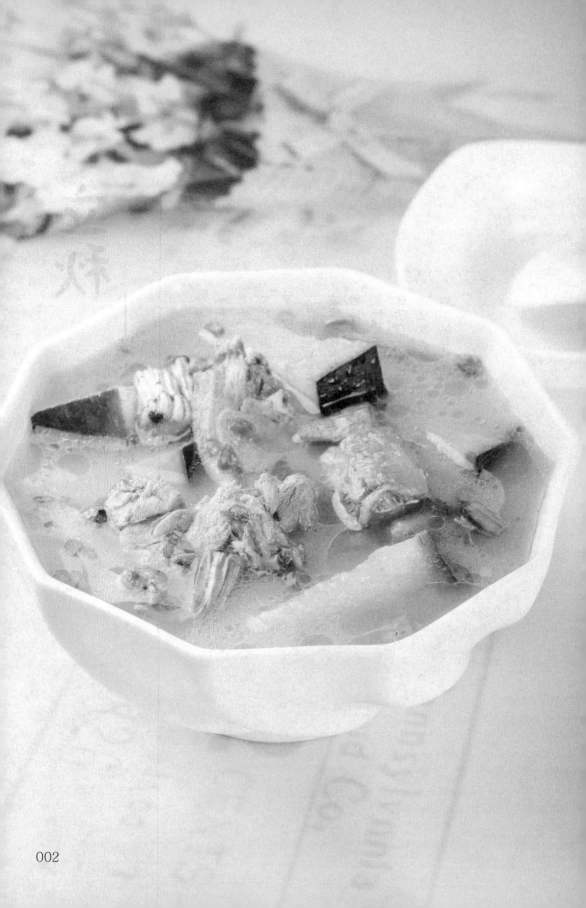

石斛冬瓜老鸭汤

厨具： 砂锅

烹饪方法： 炖煮

分量： 2人份

功效： 滋阴清热、润肺养胃

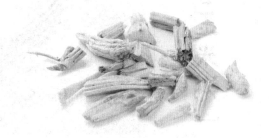

材料：

鸭肉块500克，冬瓜240克，石斛10克，姜片、葱花各少许，料酒16毫升，盐2克，鸡粉2克

做法：

+ 洗净去皮的冬瓜切块。
+ 锅中注入适量清水烧开，倒入洗净的鸭肉块，淋入适量料酒拌匀，煮沸后汆去血水。
+ 砂锅中注入适量清水烧开，放入洗净的石斛，撒入姜片。
+ 倒入汆过水的鸭块，淋入料酒，烧开后用小火炖30分钟，至食材熟软。
+ 放入切好的冬瓜，用小火续炖20分钟，至全部食材熟透。
+ 放入适量盐、鸡粉，用勺拌匀调味。
+ 关火后盛出煮好的汤料，装入汤碗中，撒入葱花即可。

养生分析：

　　《中国药学大词典》称石斛"专滋肺胃之气液，气液冲旺，肾水自生"。石斛擅长滋阴润燥，养阴生津，对于脾肺胃都有很好的补益作用，还能增强免疫力。《名医别录》中称鸭肉是补阴佳品，具有滋阴养胃、利水消肿、健脾补虚的功效，和石斛同用能很好地滋补阴液，帮助缓解夏日带来的暑气和燥热。

食悟笔记：

　　煮冬瓜时，不宜煮太久，以其呈半透明状为宜。

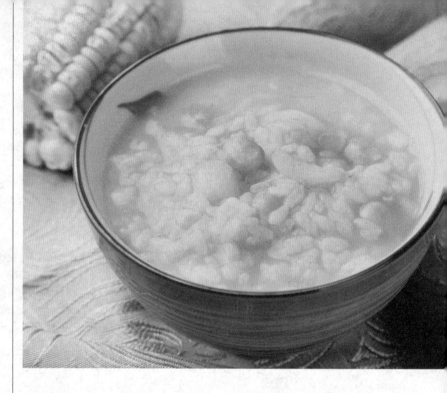

核桃百合玉米粥

功效：滋阴润肺

分量：2人份

烹饪方法：炖煮

厨具：砂锅

材料：

水发大米160克，核桃粉25克，鲜百合50克，玉米粒90克

做法：

+ 砂锅中注入适量清水烧开，倒入洗好的玉米粒、大米，拌匀。
+ 放入洗净的鲜百合，搅拌均匀。
+ 盖上锅盖，烧开后用小火煮约30分钟至熟。
+ 揭开锅盖，撒上核桃粉，拌匀。
+ 关火后盛出煮好的粥即可。

养生分析：

　　核桃归肾、肺、大肠经，具有补肾、温肺、润肠的功效，很多时候被用来增强记忆力。鲜百合主要功效是滋阴润肺，是滋肺阴的上好食材，两者同食可增强润肺养肺功能。

食悟笔记：

　　如果没有核桃粉，直接加核桃仁也可以。

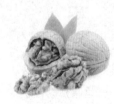

「杏果炖雪梨」

厨具：砂锅

烹饪方法：炖煮

分量：2人份

功效：滋阴润肺，养阴生津

材料：雪梨150克，杏子90克，冰糖25克

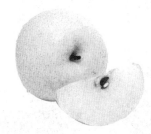

做法：

+ 洗净的雪梨去皮，切开，去核，再切小块。
+ 洗好的杏子切取果肉，去除果皮，果肉切小块，备用。
+ 锅中注入适量清水烧热，倒入备好的雪梨、杏子，搅拌匀。
+ 烧开后用小火煮约15分钟，至其变软，倒入冰糖，拌匀。
+ 小火续煮约10分钟，至冰糖溶化。
+ 关火后，盛出煮好的甜汤即可。

养生分析：

雪梨含有苹果酸、柠檬酸、维生素B_1、维生素B_2、胡萝卜素等营养成分，具有生津润燥、清热化痰、养心润肺等功效。

食悟笔记：

雪梨不去皮，润肺效果会更好。

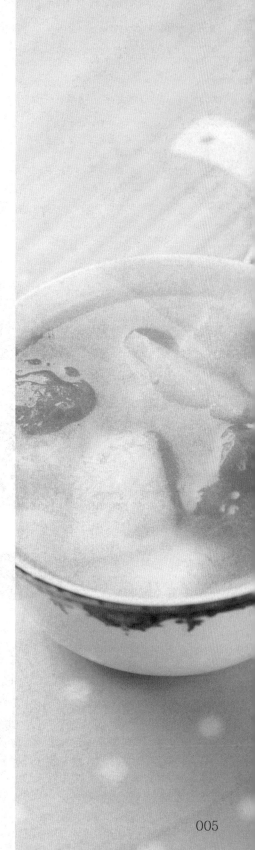

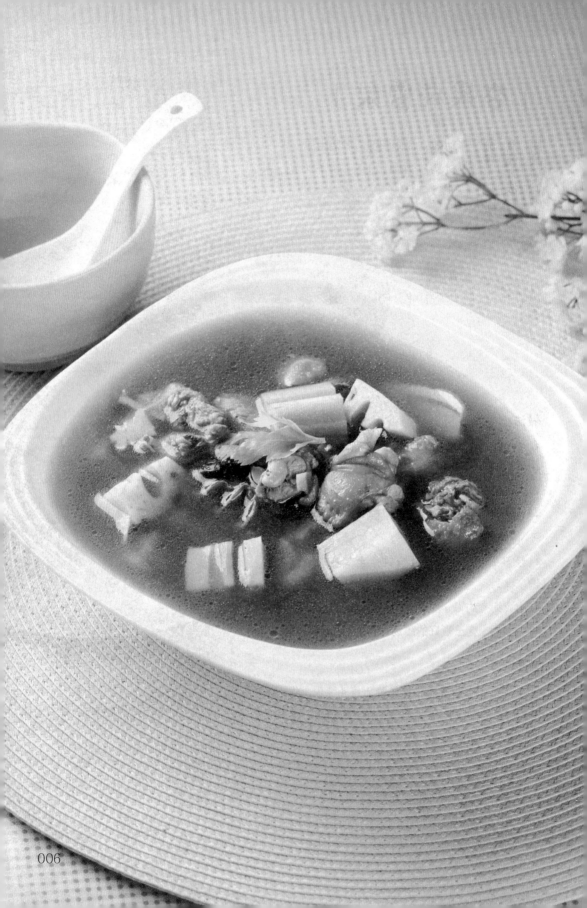

黑豆莲藕鸡汤

厨具：砂锅

烹饪方法：炖煮

分量：2人份

功效：滋肾阴，润肺燥

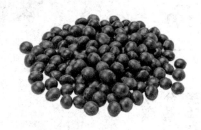

材料：

水发黑豆100克，鸡肉300克，莲藕180克，姜片、盐、鸡粉各少许，料酒5毫升

做法：

✤ 将洗净去皮的莲藕切丁。

✤ 洗好的鸡肉斩成小块。

✤ 锅中注入适量清水烧开，倒入鸡块汆去血水后捞出。

✤ 砂锅中重新注入适量清水烧开，放入姜片。

✤ 倒入汆过水的鸡块，放入洗好的黑豆，倒入藕丁，淋入少许料酒。

✤ 煮沸后用小火炖煮约40分钟，至食材熟透。

✤ 加入少许盐、鸡粉，拌匀调味后稍煮一会儿至食材入味。

✤ 关火后盛出煮好的鸡汤，装入汤碗中即成。

养生分析：

　　黑豆具有健脾利水、消肿下气、滋肾阴、润肺燥、制风热而活血解毒、止盗汗、乌发黑发以及延年益寿的功能。鸡汤和莲藕补益气血，和黑豆同食能帮助改善面色萎黄、皮肤干燥、须发早白及枯黄。

食悟笔记：

　　煮汤前最好先将黑豆泡软，这样可以缩短烹饪的时间。

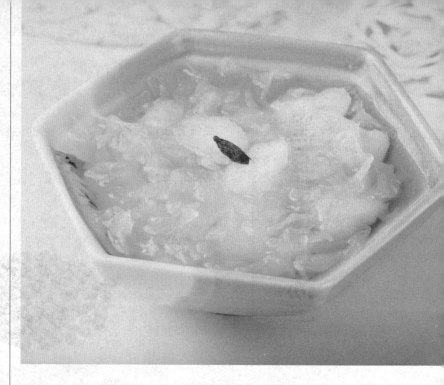

「马蹄银耳汤」

功效：滋阴润燥
分量：2人份
烹饪方法：炖煮
厨具：砂锅

材料：

马蹄100克，水发银耳120克，冰糖30克，食粉适量

做法：

✦ 洗净去皮的马蹄切成片，洗好的银耳切成小块。
✦ 锅中注入适量清水烧开，倒入银耳，放入食粉拌匀，煮1分钟。
✦ 将焯煮好的银耳捞出，沥干水分，备用。
✦ 砂锅中倒入适量清水烧开，放入焯过水的银耳，倒入切好的马蹄。
✦ 用小火煮30分钟，放入冰糖，搅拌匀，煮至冰糖完全溶化。
✦ 将煮好的甜汤盛出，装入碗中即可。

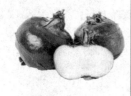

养生分析：

　　银耳含有多种矿物质、氨基酸、肝糖、植物胶质等营养成分，具有补脾开胃、益气清肠、安眠健胃、补脑、养阴清热、润燥之功。马蹄具有清热止渴、利湿化痰、降血压的功效，对于热病伤津所导致的阴液亏损有很好的补益作用，和银耳同煮，增强滋阴润燥功效。

食悟笔记：

　　焯煮好的银耳可以先过一下凉开水再煮，这样更容易煮烂。

「橄榄栗子鹌鹑」

厨具：砂锅

烹饪方法：炖煮

分量：2人份

功效：补益肺胃

材料：鹌鹑240克，青橄榄50克，瘦肉55克，板栗60克，盐3克，鸡粉3克

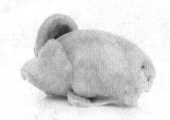

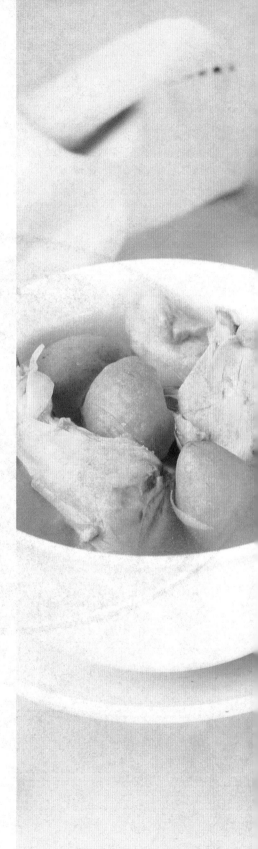

做法：

✤ 将洗净的青橄榄拍破，洗净的瘦肉切成小块，处理好的鹌鹑切小块。

✤ 锅中注入适量清水烧开，放入瘦肉、鹌鹑，氽去血水后捞出。

✤ 砂锅注入适量清水烧开，倒入瘦肉、鹌鹑、青橄榄、板栗，搅匀。

✤ 大火烧开后用小火炖1小时，放入盐、鸡粉，拌匀调味。

✤ 把炖好的菜肴盛出装入碗中即可。

养生分析：

青橄榄素来被称为"肺胃之果"，对于肺热咳嗽、咯血有很好的疗效，与鹌鹑炖汤能增强养血益气、强筋壮骨、补益肺胃的效果。

食悟笔记：

将青橄榄拍破再用于炖制则更容易熟，而且其有效成分也更容易析出来。

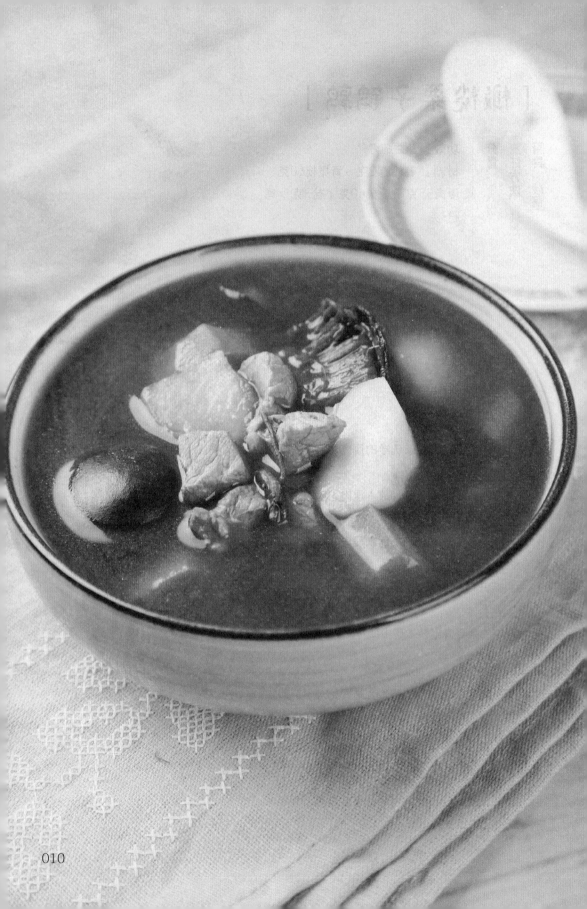

鸡骨草雪梨瘦肉汤

厨具：砂锅
烹饪方法：炖煮
分量：2人份
功效：缓解肺燥

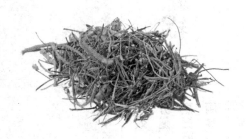

材料：

瘦肉300克，胡萝卜200克，罗汉果30克，雪梨100克，马蹄肉60克，鸡骨草25克，高汤适量，盐2克

做法：

✛ 锅中注入适量清水烧开，倒入洗净切好的瘦肉，煮约2分钟后捞出。
✛ 将瘦肉过一下冷水，装盘备用。
✛ 砂锅中注入适量高汤烧开，倒入洗净切好的胡萝卜、马蹄肉、雪梨。
✛ 放入汆过水的瘦肉，倒入洗净的鸡骨草、罗汉果，搅拌均匀。
✛ 用大火煮15分钟，再转小火炖约1小时至食材熟透后放入盐，拌匀调味。
✛ 关火后盛出煮好的汤料，装入碗中即可。

养生分析：

　　雪梨本身所含水分很足，具有生津润燥、清热化痰等功效，无论是生吃还是配合其他食材食用，都有很好的养阴生津作用。而罗汉果是润肺珍果，被广泛用于肺热咳嗽、咽痛和肠燥便秘等症，和雪梨、鸡骨草一同炖煮，更能增强润肺养肺的功效，缓解秋燥伤肺。

食悟笔记：

　　去除雪梨核时，可先用小刀将果芯与果肉划断，再用汤匙掏出果核，可避免雪梨的水分流失过多。

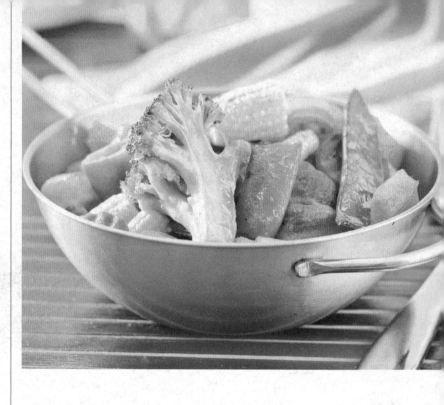

南瓜杂蔬锅

功效： 养颜美容

分量： 2人份

烹饪方法： 煎炒、煮

厨具： 炒锅

材料：

南瓜120克，胡萝卜80克，油豆角50克，西蓝花40克，玉米笋70克，盐、鸡粉各2克，水淀粉10毫升，食用油适量，蒜末少许

做法：

✢ 所有食材洗净，南瓜去皮切块，胡萝卜切块，油豆角对半切开，西蓝花切朵，玉米笋切小段。

✢ 锅中注入适量清水烧开，淋入食用油，放入油豆角，焯2分钟。

✢ 锅中注入适量食用油烧热，倒入蒜末爆香，放入油豆角翻炒。

✢ 倒入胡萝卜、南瓜、玉米笋炒匀，注入少许清水，煮5分钟。

✢ 放入西蓝花，煮2分钟，加入盐、鸡粉、水淀粉炒匀即可。

养生分析：

　　秋天气候干燥，许多人会出现嘴唇干裂、鼻腔流血等症状，这时吃含有丰富维生素的南瓜，对改善秋燥症状大有裨益。加上一些胡萝卜、豆角之类的蔬菜，帮助补充维生素的同时让味觉更加丰富。

食悟笔记：

　　新鲜蔬果焯水时间不宜太长，以免影响口感和破坏营养元素。

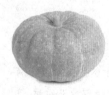

「花旗参苹果雪梨瘦肉汤」

厨具：砂锅

烹饪方法：炖煮

分量：2人份

功效：滋阴润肺

材料：雪梨100克，苹果100克，瘦肉80克，无花果5克，杏仁5克，川贝5克，花旗参5克，蜜枣5克，高汤600毫升

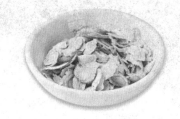

做法：

✤ 锅中注水烧开，放入瘦肉，汆去血水。

✤ 捞出瘦肉，过冷水，装盘待用。

✤ 砂锅中注入适量高汤烧开，倒入汆煮好的瘦肉和洗净的无花果、杏仁、川贝、花旗参、蜜枣。

✤ 盖上锅盖，大火煲约10分钟。

✤ 打开锅盖，放入去皮切块的雪梨和苹果，烧开后转小火煮约1小时至食材熟透。

✤ 关火后盛出煮好的汤料，装入碗中即可。

养生分析：

　　苹果被称为"全方位的健康水果"，富含多种营养元素，且营养均衡，性味温和，适合各类人群食用。雪梨的润肺效果得到广泛认可，经常被用来止咳、化痰、平喘，配合花旗参对肺胃的补益效果，再加上其他几味养肺食材，非常适合秋季养生。

食悟笔记：

　　猪肉汆水时间不要太长，避免口感偏老。

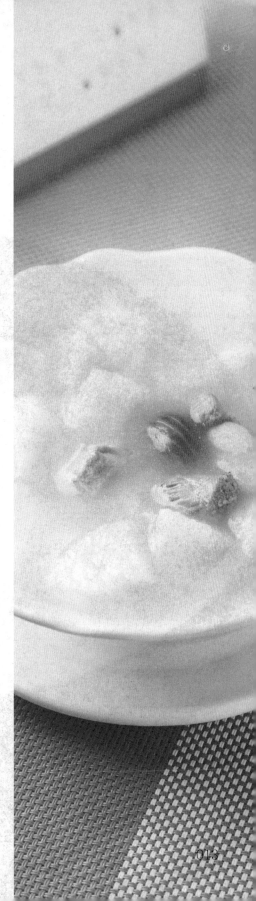

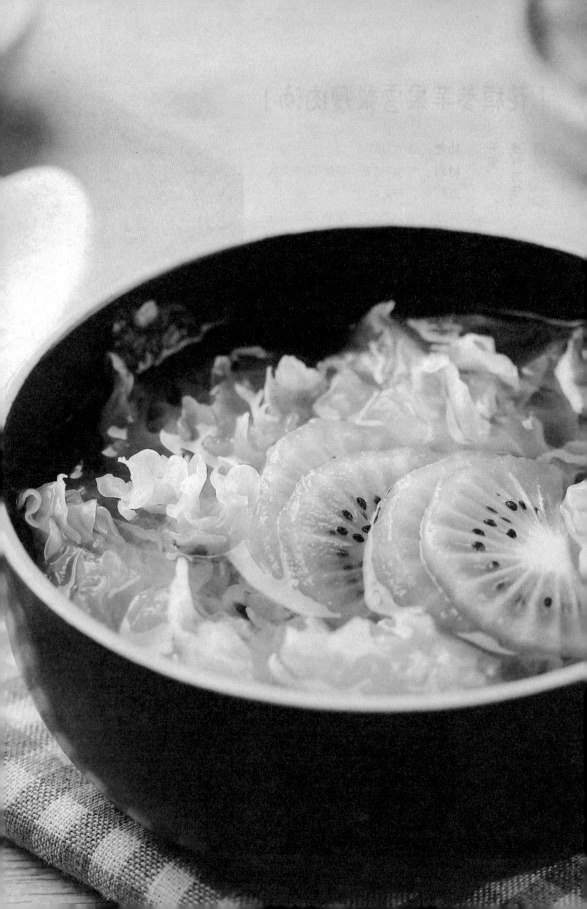

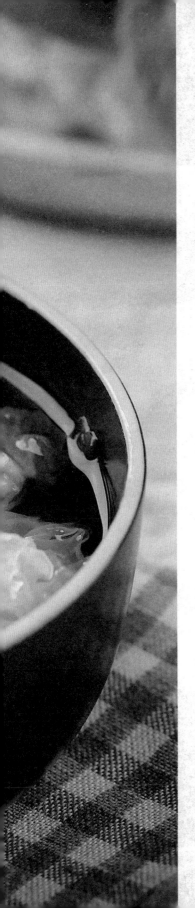

「猕猴桃银耳羹」

厨具：汤锅

烹饪方法：炖

分量：2人份

功效：润肺和脾

材料：猕猴桃70克，水发银耳100克，冰糖20克，食粉适量

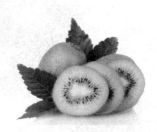

做法：

✦ 泡发好的银耳切去黄色根部，再切小块。

✦ 洗净去皮的猕猴桃切片，备用。

✦ 锅中注入适量清水烧开，加入少许食粉，倒入切好的银耳，拌匀，煮至沸腾。

✦ 将焯煮好的银耳捞出，沥干水分，备用。

✦ 砂锅中注入适量清水烧开，放入焯过水的银耳，盖上锅盖，用小火煮10分钟。

✦ 揭开锅盖，放入切好的猕猴桃，加入适量冰糖，煮至溶化。

✦ 搅拌均匀，盛出煮好的甜汤，装入碗中即可。

养生分析：

　　猕猴桃含诸多营养元素、可溶性膳食纤维等，其中维生素C作为一种抗氧化剂，能够有效抑制硝化反应，防止癌症发生。

食悟笔记：若选用的是熟软的猕猴桃，可以不用去芯。

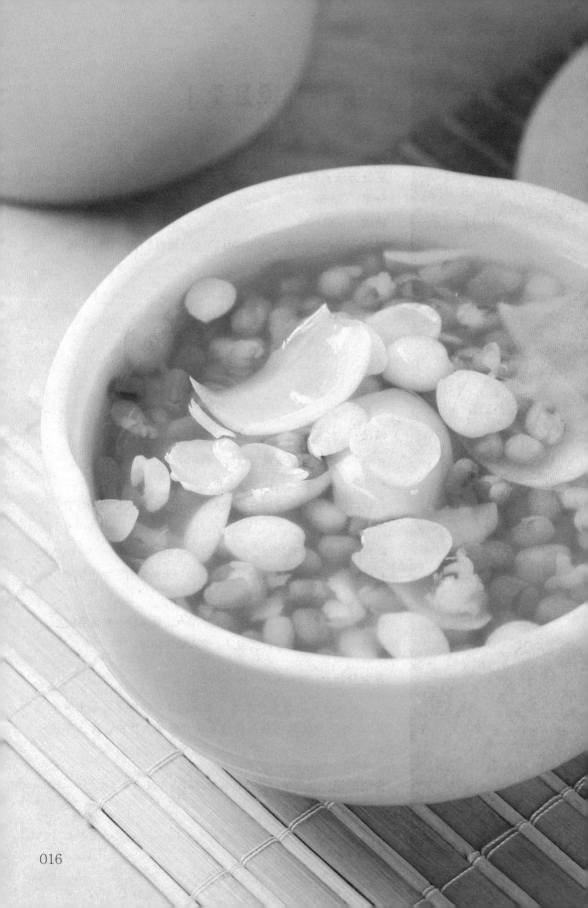

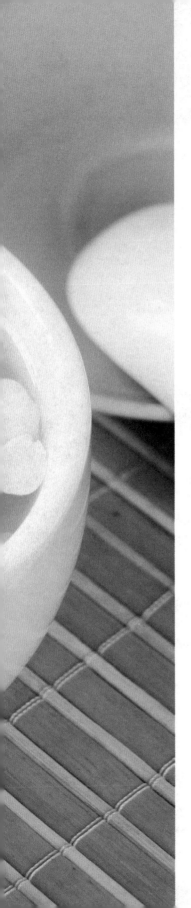

「绿豆杏仁百合甜汤」

厨具：砂锅
烹饪方法：炖煮
分量：3人份
功效：养心润肺

材料：水发绿豆140克，鲜百合45克，杏仁少许

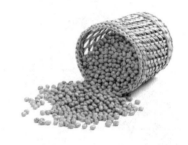

做法：

✤ 砂锅中注水烧开，倒入洗好的绿豆、杏仁，搅拌均匀。

✤ 盖上锅盖，烧开后用小火煮约30分钟。

✤ 揭开锅盖，倒入洗净的百合，拌匀，用小火煮至食材熟透。

✤ 揭开锅盖，搅拌均匀，关火后盛出煮好的甜汤，装入碗中即可。

养生分析：

百合，味甘、微苦，性平，入心、肺经，是非常常见的养生保健食材，药用上有润肺止咳、滋肺阴的作用，还能清心安神。秋季干燥多风，肺部及呼吸系统易受影响，很容易出现肺系疾病，在此期间适当食用百合有很好的预防作用。

食悟笔记：

可依个人口味，加入少许冰糖调味，味道会更佳。

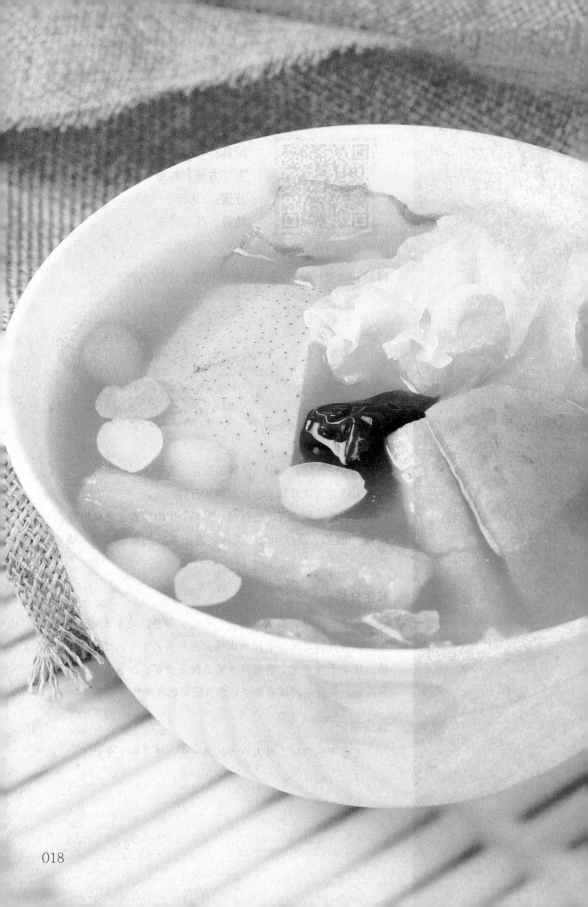

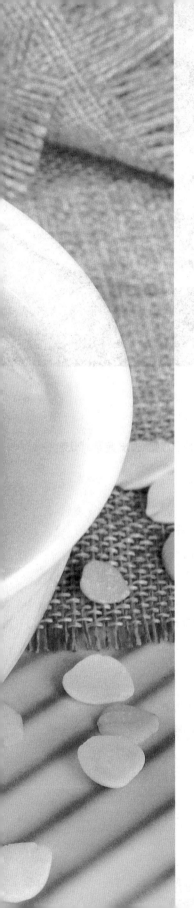

「沙参玉竹雪梨银耳汤」

厨具：砂锅

烹饪方法：炖煮

分量：2人份

功效：养心润肺

材料：沙参15克，玉竹15克，雪梨150克，水发银耳80克，苹果100克，杏仁10克，大枣20克，冰糖30克

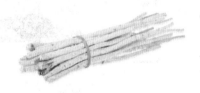

做法：

+ 洗净的雪梨去内核，切块；洗好的苹果去内核，切块。

+ 砂锅中注水烧开，倒入沙参、玉竹、雪梨、银耳、苹果、杏仁、大枣，拌匀。

+ 盖上锅盖，大火煮开后转小火煮2小时至有效成分析出。

+ 揭开锅盖，加入冰糖，拌匀。

+ 盖上锅盖，稍煮片刻至冰糖溶化，搅拌片刻至入味后盛出即可。

养生分析：

　　沙参有养阴清肺、益胃生津的功效，秋季食用，对肺热燥咳有辅助作用。汤中雪梨、杏仁有很好的润肺作用，大枣补益心脾、养血安神，苹果营养全面。此汤能清能补，味道甜美，非常适合秋季食用。

食悟笔记：

　　雪梨切好后要放到冷水中浸泡片刻，以防氧化变黑。

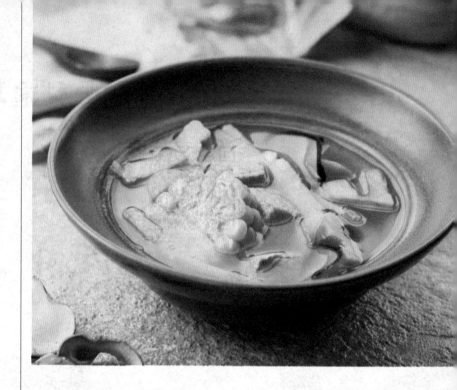

「沙参玉竹海底椰汤」

厨具：砂锅
烹饪方法：炖煮
分量：2人份
功效：养血润肺

材料：

海底椰20克，玉竹20克，沙参30克，瘦肉250克，去皮莲藕200克，玉米150克，姜片少许，盐2克

做法：

+ 洗净的莲藕去皮切块，洗净的玉米切段，洗好的瘦肉切块。
+ 锅中注水烧开，倒入瘦肉，焯水片刻后捞出。
+ 砂锅注水，倒入瘦肉、莲藕、玉米、姜片、海底椰、玉竹、沙参，搅拌均匀。
+ 盖上锅盖，大火煮开后转小火煮3小时至食材熟透后，加盐调味。
+ 搅拌片刻至入味，盛出即可。

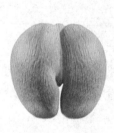

养生分析：

海底椰的果肉细白，果汁稠浓，味道香醇，具有补益气血、调理肠胃以及滋阴润肺的功效，还能镇定安神，降燥除烦。在气温颇高的初秋，适当食用一些海底椰，还能开胃消食，增进食欲。

食悟笔记：

为了食材的营养成分更好地析出，可以适当煮久一点。

「麦冬大米粥」

厨具：砂锅

烹饪方法：炖煮

分量：2人份

功效： 清心润肺

材料： 水发大米120克，麦冬25克，冰糖适量，枸杞少许

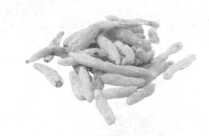

做法：

✦ 砂锅中注入适量清水烧热，放入洗净的麦冬。

✦ 用中火煮约30分钟，至其析出有效成分。

✦ 揭开锅盖，捞出药材，再倒入洗净的大米，搅拌匀。

✦ 烧开后用小火煮约30分钟，至大米熟透。

✦ 加入适量冰糖，搅拌匀，用中火煮至溶化。

✦ 关火后盛出煮好的大米粥，装入碗中，撒上洗净的枸杞即成。

养生分析：

此粥含有蛋白质、粗纤维、维生素B_1、钙、磷、铁等营养成分，具有补脾、和胃、润肺、补中益气等功效，是一道适合秋日常食的药膳粥。

食悟笔记：

砂锅中的水要一次性加足，中途不宜再加水。

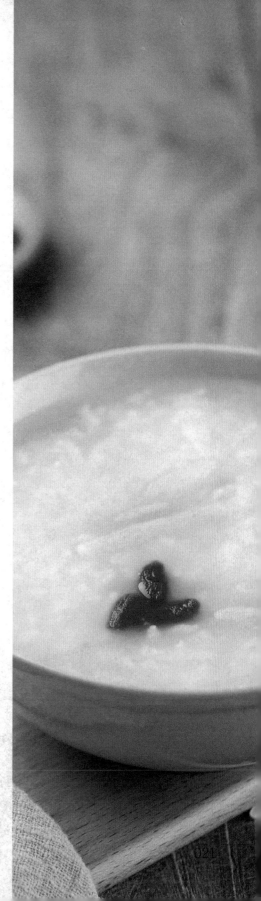

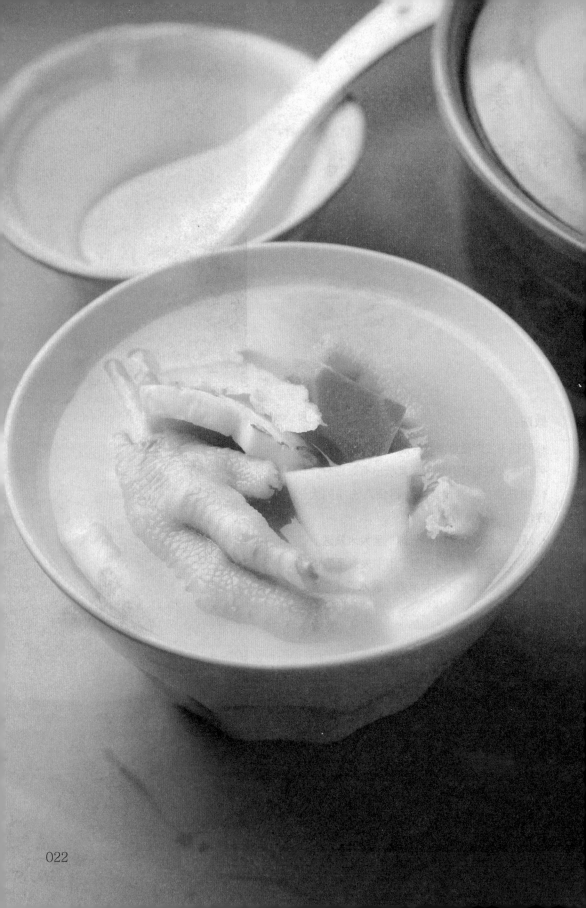

椰子沙参玉竹汤

厨具： 砂锅

烹饪方法： 炖煮

分量： 2人份

功效： 润肺养肺

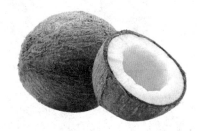

材料：

椰子肉30克，鸡爪30克，胡萝卜块30克，猪骨80克，蜜枣10克，沙参、玉竹、杏仁各少许，高汤适量，盐2克

做法：

+ 锅中注入适量清水，放入猪骨汆去血水，再捞出猪骨过一次冷水，备用。
+ 砂锅中注入适量高汤，放入猪骨，再倒入备好的鸡爪、玉竹、沙参、胡萝卜块。
+ 放入椰子肉、蜜枣、杏仁，搅拌片刻。
+ 盖上锅盖，用大火煮15分钟后转中火煮1～3小时至食材熟软。
+ 揭开锅盖，加入少许盐调味，搅拌片刻，至食材入味。
+ 盛出煮好的汤料，装入碗中，待稍微放凉即可食用。

养生分析：

　　椰子是热带水果，本身含有丰富的蛋白质、糖分、碳水化合物、羊油酸、棕榈酸等营养成分，具有补益脾胃、补虚、生津、利尿、杀虫等功效。方中沙参、玉竹都是养阴生津之品，杏仁入肺、大肠经，主要功效是祛痰止咳、平喘、润肠，配合椰子的补益效果，共同濡养五脏。

食悟笔记：

　　鸡爪下锅前先把爪尖切去，会更方便食用。

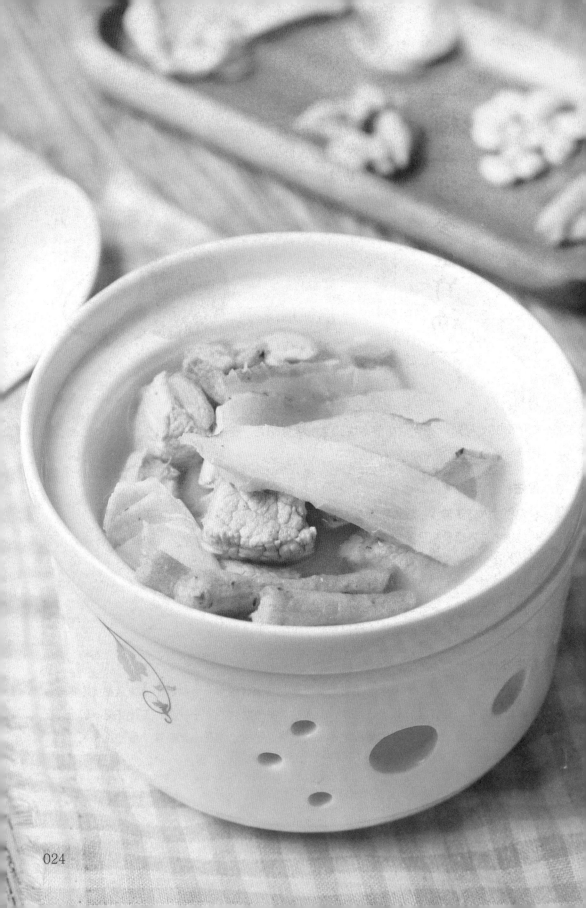

沙参清热润肺汤

厨具：砂锅
烹饪方法：炖煮
分量：2人份
功效：清热润肺

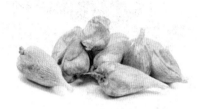

材料：

沙参10克，麦冬5克，玉竹5克，白扁豆10克，龙牙百合5克，瘦肉块200克，盐2克

做法：

+ 沙参、麦冬、玉竹、白扁豆、龙牙百合分别洗净，用清水泡发。
+ 锅中注水烧开，放入洗净的瘦肉块，汆去血水后捞出，沥干水分。
+ 砂锅中注水，倒入瘦肉块和泡好的沙参、麦冬、玉竹、扁豆，煮约100分钟。
+ 倒入泡好的百合，续煮约20分钟，放入盐调味，略煮盛出即可。

养生分析：

　　龙牙百合因其上佳的质量自宋朝起被列为贡品，龙牙百合主要有润肺止咳、宁心安神、美容养颜、增强抵抗力等功效，被广泛用于食补和药补。此粥中沙参、麦冬、玉竹都是养阴生津的食材，和百合同食有很好的滋阴润肺功效。

食悟笔记：

　　泡发扁豆时可用温水，能缩短泡发的时间。

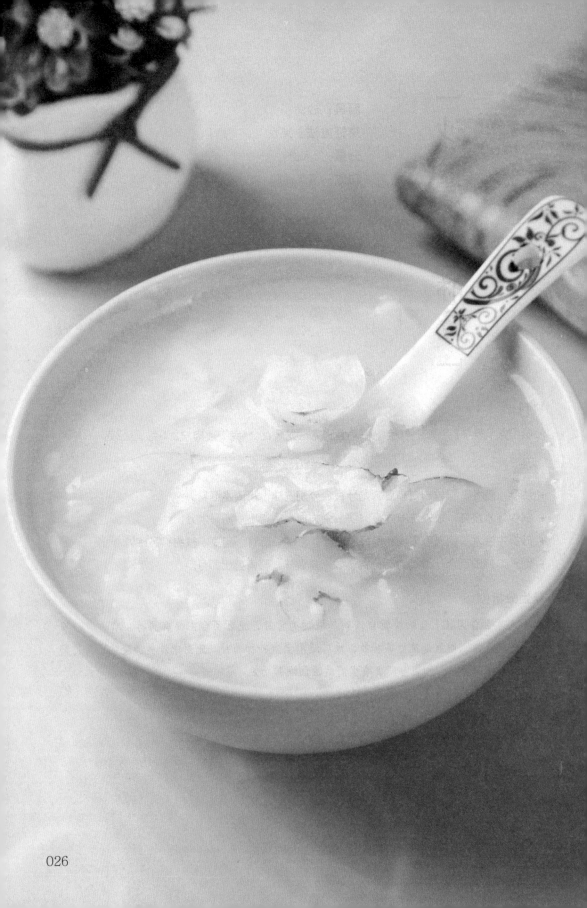

百合玉竹粥

厨具：砂锅
烹饪方法：炖煮
分量：2人份
功效：滋阴润肺

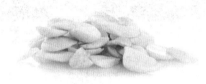

材料：

水发大米130克，鲜百合40克，水发玉竹10克

做法：

✢ 砂锅中注入适量清水烧热，倒入洗净的玉竹，放入洗好的大米，搅拌均匀。

✢ 盖上锅盖，大火烧开后用小火煮约15分钟。

✢ 揭开锅盖，倒入洗净的鲜百合，再次搅拌均匀。

✢ 再盖上锅盖，用小火续煮约15分钟至食材熟透。

✢ 揭开锅盖，将粥搅拌均匀。

✢ 关火后盛出煮好的粥即可。

养生分析：

　　初秋不宜直接食用寒性较重的食物，适当食用一些温和的滋阴粥品，既可以清热祛火，又可以滋养肺胃，况且百合玉竹粥含有维生素A、挥发油、皂苷、氨基酸、多糖等成分，具有养心阴、降血脂、润燥、增强免疫力等多种功效，非常适合此阶段食用。

食悟笔记：

　　如果觉得此粥味道较淡，可加入适量白糖调味。

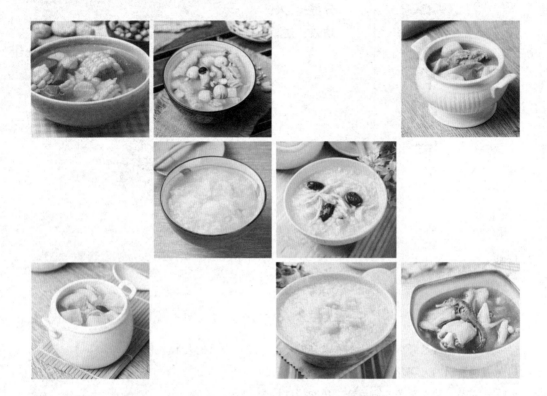

处暑

——清虚热，养肺气

处暑，是暑气结束的时节，『处』含有躲藏、终止的意思，顾名思义，处暑表明暑天将近结束。处暑节气在每年的公历8月23日左右，此时昼夜温差将逐渐增大，但是白天仍然有较高的气温，所以此阶段要注意根据早晚温差适当增减衣物，避免着凉。此时，要注意尽量少吃寒凉食物，可以适当吃一些温性食物，保护脾胃避免受寒。同时也要防止燥邪伤肺，养阴润肺的食物也不可少，例如雪梨、玉竹、石斛、百合、枇杷等。

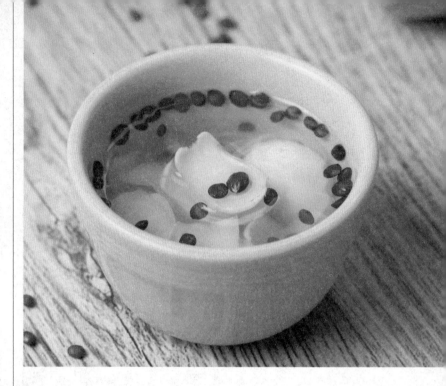

枣仁鲜百合汤

厨具： 砂锅

烹饪方法： 炖煮

分量： 2人份

功效： 养心润肺

材料：

鲜百合60克，酸枣仁20克

做法：

+ 将洗净的酸枣仁切碎，备用。
+ 砂锅中注入适量清水烧热，倒入酸枣仁。
+ 用小火煮约30分钟，至其析出有效成分。
+ 倒入洗净的百合，搅拌匀，用中火煮约4分钟，至食材熟透。
+ 关火后盛出煮好的汤料，装入碗中即成。

养生分析：

　　酸枣仁在《神农本草经》中就有记载，可以"安五脏，轻身延年"，入肝、胆、心经，能宁心、安神、补养肝肾。酸枣仁和百合同食，能补心肺阴虚，养心润肺，对于阴虚导致的失眠、盗汗、咳嗽等症有很好的辅助疗效。

食悟笔记：

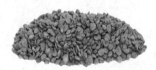

　　鲜百合不宜久煮，宜后下。

「芦笋葡萄柚汁」

厨具：榨汁机
烹饪方法：榨汁
分量：一人份

功效：养阴清热
材料：芦笋2根，葡萄柚半个

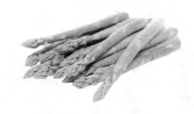

做法：

+ 洗净的芦笋切小段。
+ 葡萄柚切瓣，去皮，再切块，待用。
+ 将切好的葡萄柚和芦笋倒入榨汁机中。
+ 倒入80毫升凉开水。
+ 盖上锅盖，启动榨汁机，榨约15秒成蔬果汁。
+ 断电后将蔬果汁倒入杯中即可。

养生分析：

芦笋富含多种氨基酸、硒、钼、铬、锰等，具有调节机体代谢、提高身体免疫力的功效，同时还能有效控制高血压。葡萄柚味偏酸，略带苦味，含糖少，食用时不必担心血糖升高。这款芦笋葡萄柚汁老年人不妨多喝，能帮助降低血压和血糖。

食悟笔记：

如果芦笋上有老筋并且外皮较硬，要去掉，以免影响果汁口感。

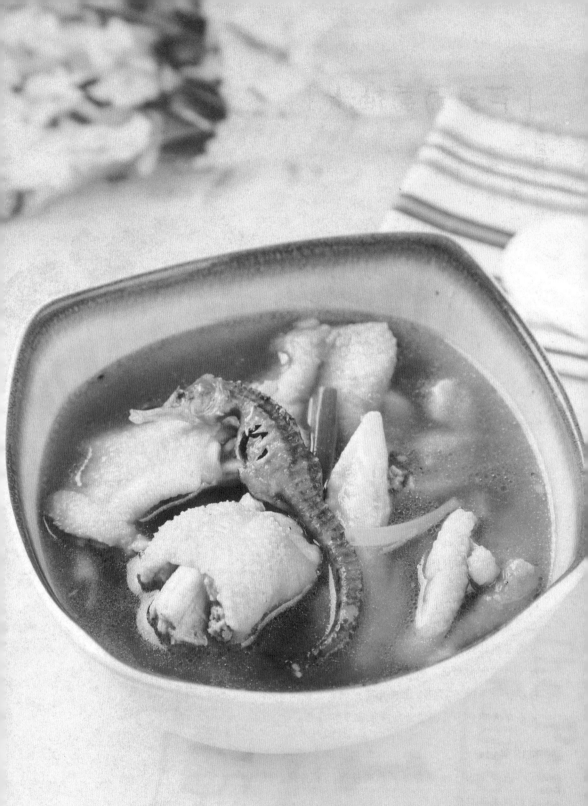

海马炖鸡

厨具：砂锅

烹饪方法：炖煮

分量：2人份

功效：补肾温阳

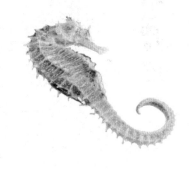

材料：

鸡肉块400克，海马10克，葱段、姜片各少许，盐2克，鸡粉2克，生抽3毫升，料酒8毫升

做法：

✤ 锅中注入适量清水，用大火烧开。

✤ 倒入鸡肉块，淋入少许料酒，汆去血水后捞出。

✤ 砂锅中注入适量清水，用大火烧热。

✤ 倒入备好的海马、姜片、葱段，放入汆过水的鸡肉，淋入少许料酒。

✤ 盖上锅盖，烧开后用中火炖1小时至食材熟软。

✤ 揭开锅盖，加入少许盐、鸡粉、生抽调味。

✤ 关火后将炖煮好的菜肴盛出，装入碗中即可。

养生分析：

　　海马含有多种氨基酸，具有强身健体、补肾壮阳、舒筋活络等功效。此时已经完全进入秋季，但是天气还未完全凉下来，可以适当吃一点温补的食物，帮助机体抵御寒气。

食悟笔记：

　　鸡肉块最好切得小一点，这样更方便食用。

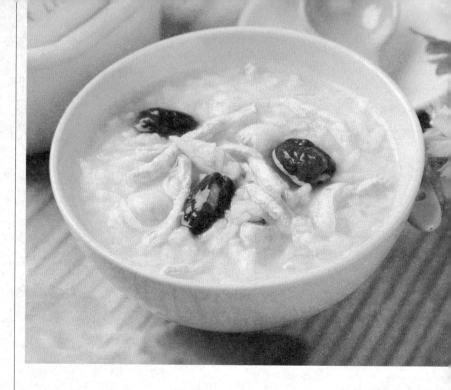

莲子百合瘦肉粥

厨具：砂锅

烹饪方法：炖煮

分量：2人份

功效：清心润肺

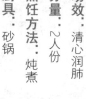

材料：

水发大米100克，莲子15克，鲜百合20克，红枣6枚，瘦肉50克，盐3克，鸡粉2克

做法：

+ 瘦肉洗净切丝待用。
+ 砂锅中注入适量清水，倒入大米、莲子，拌匀。
+ 盖上锅盖，大火煮开之后转小火煮30分钟至食材熟软。
+ 盖上锅盖，放入备好的红枣，拌匀。
+ 盖上锅盖，大火煮开后转小火续煮15分钟至红枣熟软。
+ 盖上锅盖，加入洗净的鲜百合、瘦肉丝，拌匀，稍煮片刻至百合熟软。
+ 放入盐、鸡粉，搅拌1~2分钟，使其入味，盛出即可。

养生分析：

百合含有多种营养成分，具有安神助眠、养心润肺、清热止咳等功效，与莲子、红枣煮成粥食用，对肺燥干咳、失眠、健忘有很好的改善作用。

食悟笔记：

大米要提前浸泡半小时以上，这样更易煮熟。

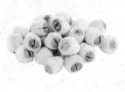

「石斛麦冬煲鸭汤」

厨具：砂锅

烹饪方法：炖煮

分量：2人份

功效：滋阴补血

材料：鸭肉块400克，石斛10克，麦冬15克，姜片、葱花各少许，料酒10毫升，盐2克，鸡粉2克，胡椒粉少许

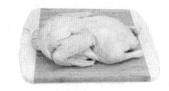

做法：

+ 鸭肉块氽去血水，备用。
+ 砂锅中注水烧开，放入姜片、石斛、麦冬。
+ 加入鸭块、料酒，盖上锅盖，炖至食材熟透。
+ 调入鸡粉、盐、胡椒粉，拌匀盛出，撒上葱花。

养生分析：

石斛、麦冬均是温和的滋阴生津之品，能够很好地缓解因为气候变化而导致人体津液减少的症状。而鸭肉具有补血滋阴的效果，配合食用能滋补而不上火。

食悟笔记：

鸭肉应当煮久一点，能更好地析出营养成分。

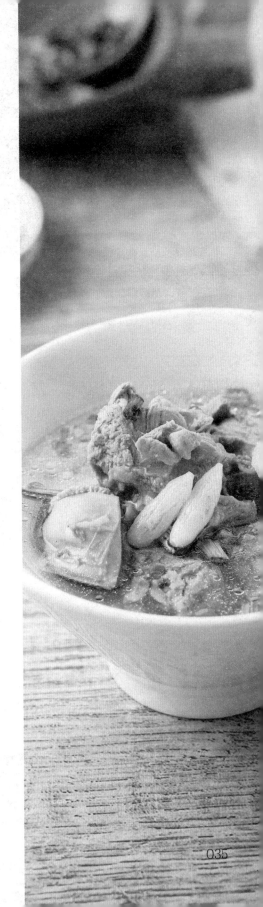

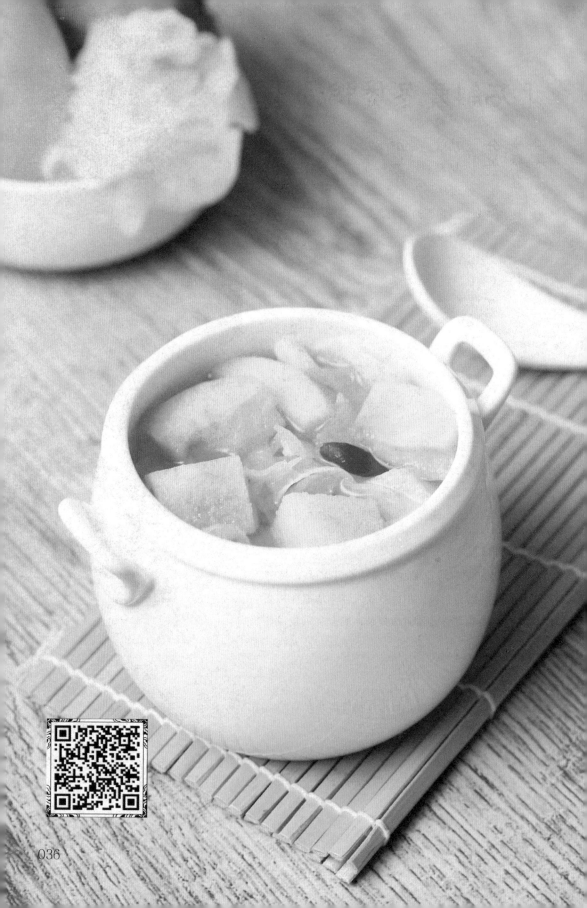

苹果雪梨银耳甜汤

厨具: 砂锅

烹饪方法: 炖煮

分量: 2人份

功效: 滋阴润肺

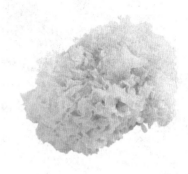

材料:

苹果110克,雪梨70克,水发银耳65克,冰糖20克

做法:

✚ 洗好的苹果去皮去核,切成小块;洗净的雪梨去皮去核,切成小块;洗好的银耳去除根部,切成小朵。

✚ 砂锅中注水烧开,倒入切好的银耳、雪梨、苹果,拌匀。

✚ 盖上锅盖,烧开后用小火煮约10分钟至熟。

✚ 揭开锅盖,倒入冰糖,煮至冰糖溶化。

✚ 盛出煮好的甜汤即可。

养生分析:

　　气候渐渐转凉,适合食用一点温补的食物,苹果和银耳营养丰富,适合大多数人食用,尤其是爱美的女性,可以健脾养血,养出好气色。雪梨含有苹果酸、维生素C、胡萝卜素等营养成分,有养心润肺、解毒清燥、止咳化痰等功效,是秋季润肺去燥之佳选。

食悟笔记:

　　可以提前将银耳用清水泡发,煲汤时有效成分更易析出。

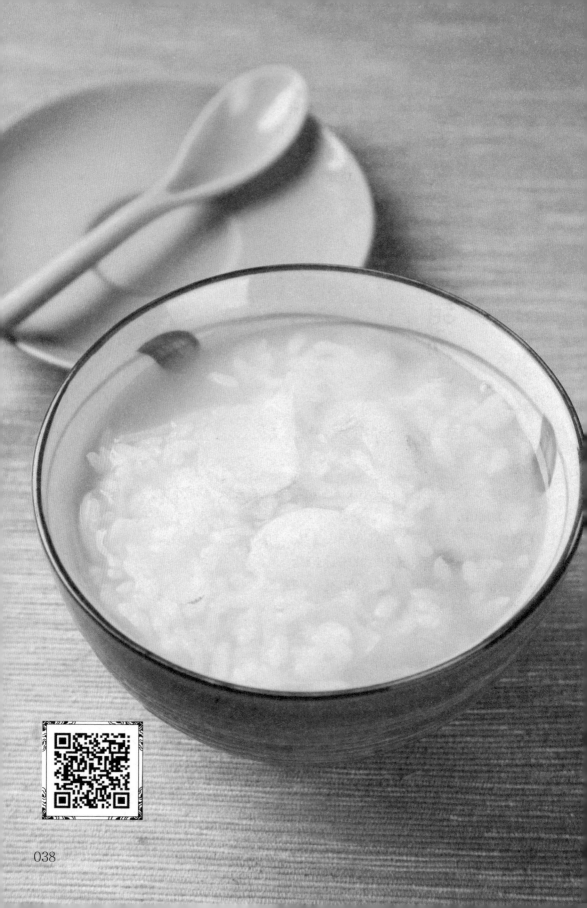

葛根百合粥

厨具：砂锅

烹饪方法：炖煮

分量：2人份

功效：滋阴润肺

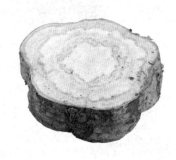

材料：

水发大米100克，葛根7克，鲜百合6克

做法：

✤ 砂锅中注入适量清水，大火烧开，再倒入备好的葛根，略煮片刻。

✤ 放入洗好的水发大米、鲜百合，搅拌均匀。

✤ 盖上锅盖，烧开后用小火煮约30分钟至食材熟透。

✤ 揭开锅盖，搅拌均匀。

✤ 关火后盛出煮好的粥，装入备好的碗中即可。

养生分析：

　　葛根含有异黄酮类、生物碱、锌、铜、铁、锰、钾等营养成分，具有解热、消炎、抗菌、降血压等功效。以葛根、百合入粥，有不错的清心润肺作用。

食悟笔记：

　　此粥比较清淡，可以加入少许盐或者糖调味。

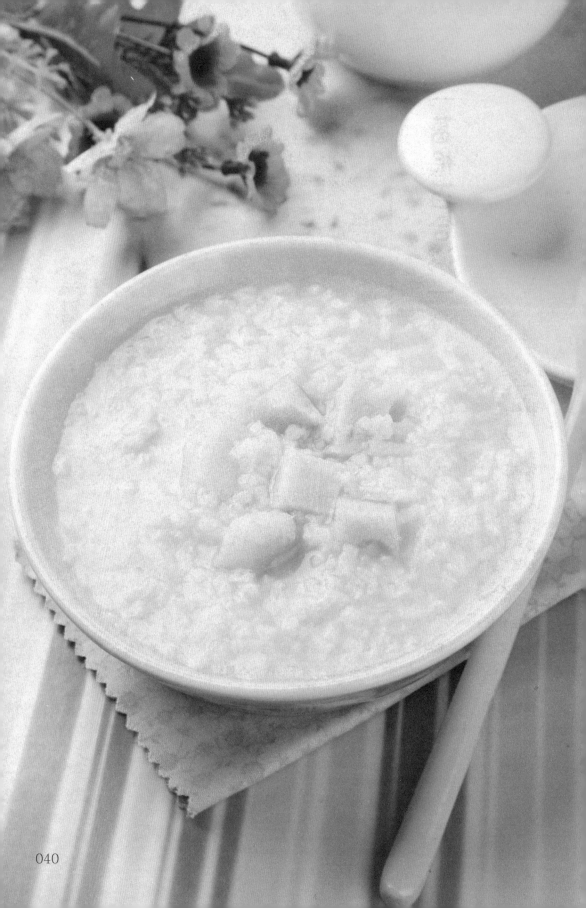

菱角莲藕粥

厨具：砂锅

烹饪方法：炖煮

分量：2人份

功效：益气养阴

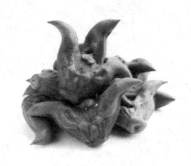

材料：

水发大米130克，莲藕、菱角肉、马蹄肉各40克，白糖3克

做法：

+ 洗净的菱角肉切小块，洗好的马蹄肉切小块，去皮洗净的莲藕切丁。
+ 砂锅中注水烧开，倒入备好的大米、切好的食材，搅拌匀，使其均匀散开。
+ 大火烧开后转小火煮约40分钟至食材熟透。
+ 加入白糖搅至溶化，盛出即可。

养生分析：

　　菱角是秋季的特有食材，古时叫"菱"，又称水栗子，是我国著名的土特产之一。菱角肉质厚而味甘香，鲜老皆宜，生熟皆佳，不亚于板栗，生食可当水果，熟食可代粮食。《齐民要术》中写道："菱能养神强志，除百病，益精气。"是一种很好的滋补品。

食悟笔记：

　　菱角可以生吃，也可以煮熟后食用。

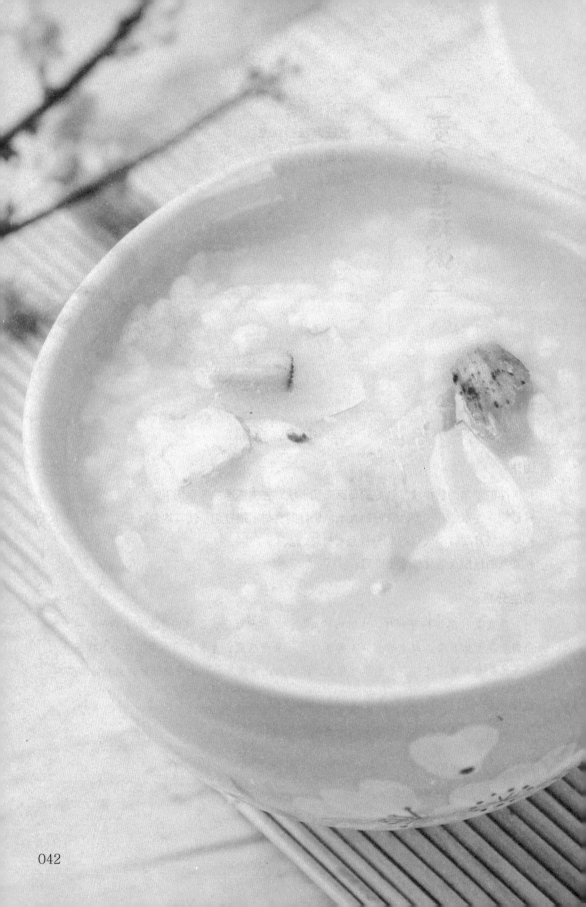

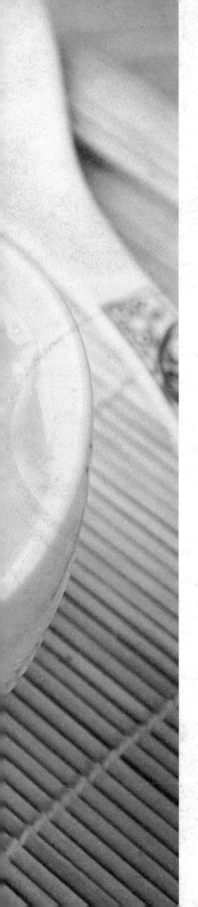

「玉竹石斛粥」

厨具：砂锅
烹饪方法：炖煮
分量：2人份
功效：养阴清热

材料：水发大米120克，石斛10克，水发玉竹10克

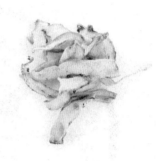

做法：

✤ 洗净的玉竹切小段，备用。

✤ 砂锅中注入适量清水烧热，倒入备好的玉竹、石斛，用大火煮沸。

✤ 倒入洗好的大米，搅拌均匀。

✤ 盖上锅盖，用小火煮约30分钟至熟。

✤ 揭开锅盖，搅拌均匀。

✤ 关火后盛出煮好的粥即可。

养生分析：

　　石斛药用历史悠久，入胃、肺、肾经，具有生津益胃、清热养阴的功效，主要用于治疗热盛伤阴或者津亏阴少导致的一系列热性病症。除此之外，石斛还有很好的保健效果，对多种疾病能起到很好的辅助疗效。

食悟笔记：

　　粥中可以适当加一点糖调味。

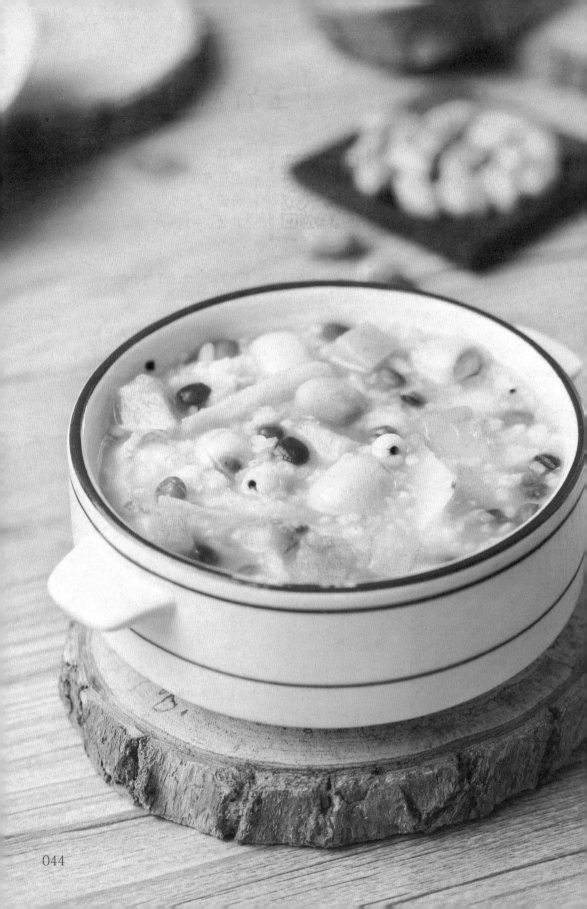

木瓜杂粮粥

厨具： 砂锅

烹饪方法： 炖煮

分量： 2人份

功效： 养胃补脾

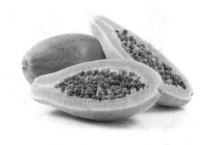

材料：

木瓜110克，水发大米80克，水发绿豆、水发糙米、水发红豆、水发绿豆、水发薏米、水发莲子、水发花生米各70克，玉米碎60克，玉竹20克

做法：

✤ 将洗净去皮、去籽的木瓜切小丁块。

✤ 砂锅中注水烧开，倒入洗净的大米、所有杂粮、玉竹，拌匀。

✤ 煮沸后用小火煮约30分钟至食材熟软。

✤ 盖上锅盖，倒入木瓜丁，搅拌匀，用小火续煮约3分钟，至食材熟透，盛出即成。

养生分析：

作为食材和水果食用的木瓜实际上是番木瓜，香气浓郁，果肉厚实甜腻，营养丰富，有"万寿瓜"的美称。脾胃为人体的后天之本，任何时候都不能忽略对脾胃的保养，木瓜加上其他杂粮，煮上一碗香浓美味的杂粮粥，可以起到很好的养胃补脾的保健作用。

食悟笔记：

木瓜后下锅，且不宜煮太久，避免损失营养成分。

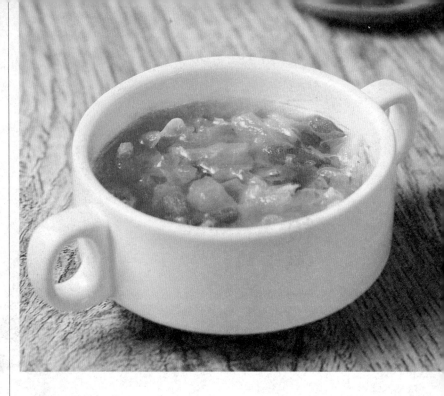

罗汉果焖银耳

功效：润肺养胃

分量：2人份

烹饪方法：炖煮

厨具：砂锅

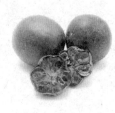

材料：

水发银耳、去皮雪梨各100克，罗汉果30克，枸杞5克，冰糖40克

做法：

✛ 罗汉果去壳，取出果肉，切块；雪梨切成小块；泡发好的银耳切去黄色的根部，撕成小块，待用。

✛ 焖烧罐中倒入银耳块、罗汉果肉、雪梨块，注入沸水至八分满。

✛ 盖上锅盖，焖1分钟，使焖烧罐和食材充分预热。

✛ 打开盖，倒出水，加入枸杞、冰糖，注入开水至八分满。

✛ 盖上锅盖，摇晃片刻，焖至食材熟透。

✛ 打开盖，拌匀，将汤装入碗中即可。

养生分析：

罗汉果和银耳对身体十分有利，二者皆可单独作为滋补食材食用，有利于防治呼吸系统疾病，搭配食用是治疗肺热咳嗽、痰多、咽喉肿痛的佳品。

食悟笔记：

罗汉果也可以晒干后单独拿来泡茶。

「沙参莲子猪肚汤」

厨具：砂锅

烹饪方法：炖煮

分量：2人份

功效：补益心脾

材料：猪肚300克，莲子50克，沙参25克，芡实25克，薏米15克，茯苓5克，盐3克

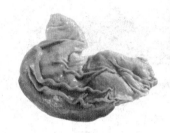

做法：

✤ 猪肚洗净，切成条；沙参洗净，切段；其余材料均洗净，待用。

✤ 锅中注入适量清水烧开，倒入猪肚，煮至水开。

✤ 下入莲子、沙参、芡实、薏米、茯苓，盖上锅盖，焖煮约30分钟。

✤ 揭开锅盖，调入盐，继续煮一会儿，盛出即可。

养生分析：

　　猪肚即猪的胃部，为补脾胃之要品。脾胃是人的后天之本，养好脾胃，人的精神面貌就会得到很大的改善，尤其是精气神的提升。有一个好胃口，食物的营养物质得以更好地吸收，让药补和食补的效果大大提升。

食悟笔记：

　　猪肚可以事先用香醋腌渍，去除异味。

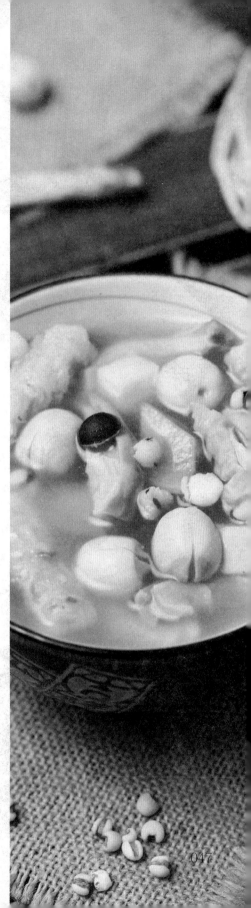

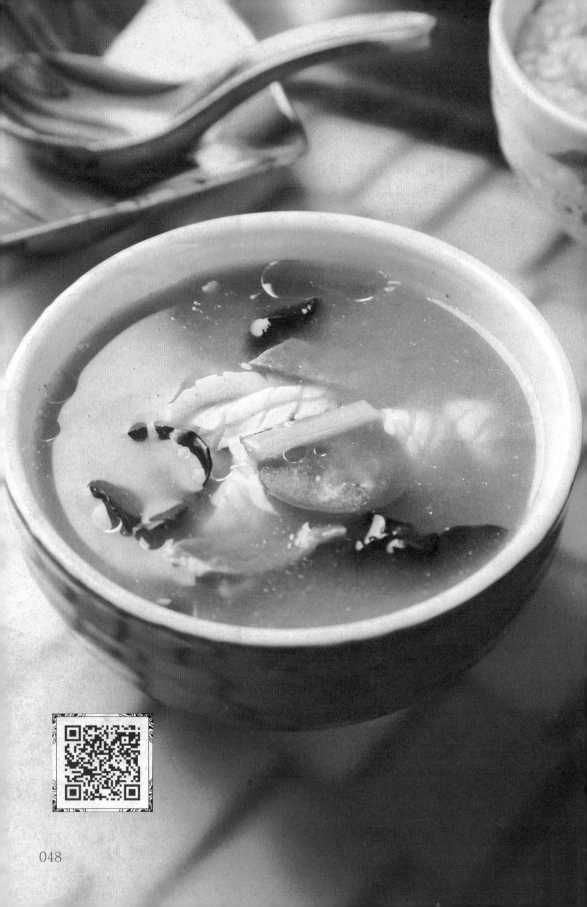

木耳鱿鱼汤

厨具：炒锅

烹饪方法：炒、煮

分量：2人份

功效：清肺益肾

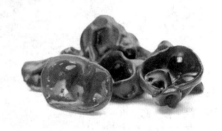

材料：

鱿鱼80克，火腿片10克，西红柿片15克，水发木耳20克，鸡汤200毫升，姜片少许，葱段少许，盐2克，鸡粉1克，胡椒粉1克，陈醋5毫升，料酒5毫升，水淀粉5毫升，芝麻油少许

做法：

+ 洗净的鱿鱼打上花刀，切成小块。
+ 锅置火上，倒入鸡汤，加入姜片、葱段，放入火腿片。
+ 倒入鱿鱼、木耳，淋入料酒，拌匀。
+ 大火煮约4分钟至食材熟透。
+ 放入西红柿片，加入盐、鸡粉、胡椒粉、陈醋、水淀粉。
+ 稍煮片刻至入味，关火后盛出煮好的汤，淋上芝麻油即可。

养生分析：

　　鱿鱼具有保护视力、保肝护肾等作用，其所含的牛磺酸还能缓解疲劳，对保护男性的肝肾有益。黑木耳则是很好的清肺食材，能帮助清除肺部垃圾，保持肺部清洁。

食悟笔记：

　　木耳要提前泡发。

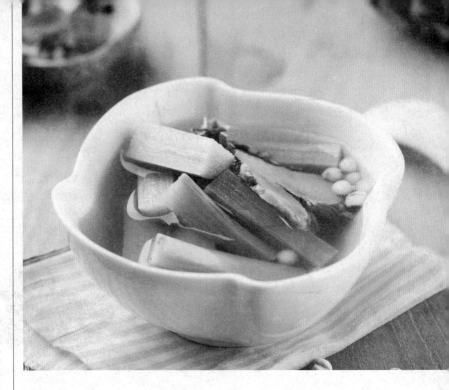

川贝甘蔗汤

功效：润肺止咳

分量：2人份

烹饪方法：炖煮

厨具：砂锅

材料：

川贝10克，知母20克，甘蔗条200克，冰糖35克

做法：

+ 砂锅中注入适量清水烧开。

+ 倒入备好的川贝、知母、甘蔗条。

+ 盖上锅盖，烧开后用小火炖20分钟，至药材析出有效成分。

+ 揭开锅盖，放入备好的冰糖。

+ 拌匀，略煮片刻，至冰糖溶化。

+ 关火后盛出煮好的汤料，装入碗中即可。

养生分析：

甘蔗含有蛋白质、B族维生素、维生素C及钙、磷、铁等营养成分，具有滋阴润燥、清热解毒、生津止渴等作用。

食悟笔记：

甘蔗有一定的甜味，所以冰糖可少放。

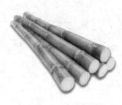

「小麦甘草白萝卜汤」

厨具：砂锅

烹饪方法：炖煮

分量：2人份

功效：补脾益气

材料：水发小麦80克，排骨200克，甘草5克，红枣35克，白萝卜50克，盐3克，鸡粉2克，料酒适量

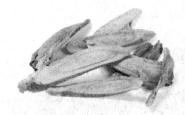

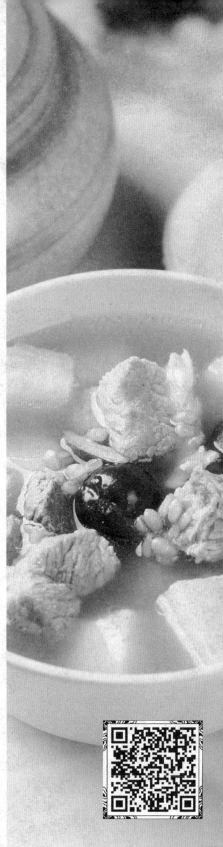

做法：

✦ 将所有原料洗净；白萝卜去皮，切成块。

✦ 锅中注水烧开，放入排骨，淋入料酒，汆去血水，捞出备用。

✦ 砂锅中注水烧开，倒入排骨、甘草、小麦。

✦ 盖上锅盖，大火煮开后转小火煮1小时。

✦ 盖上锅盖，放入白萝卜块、红枣，淋入料酒，再盖上锅盖，续煮10分钟至食材熟透。

✦ 盖上锅盖，加入盐、鸡粉，拌匀调味，关火后盛出。

养生分析：

　　甘草是常用的药材，含有甘草酸、树脂等成分，具有补脾益气、清热解毒、祛痰止咳、清咽利嗓等功效。

食悟笔记：甘草可先用水冲走灰尘后再煮。

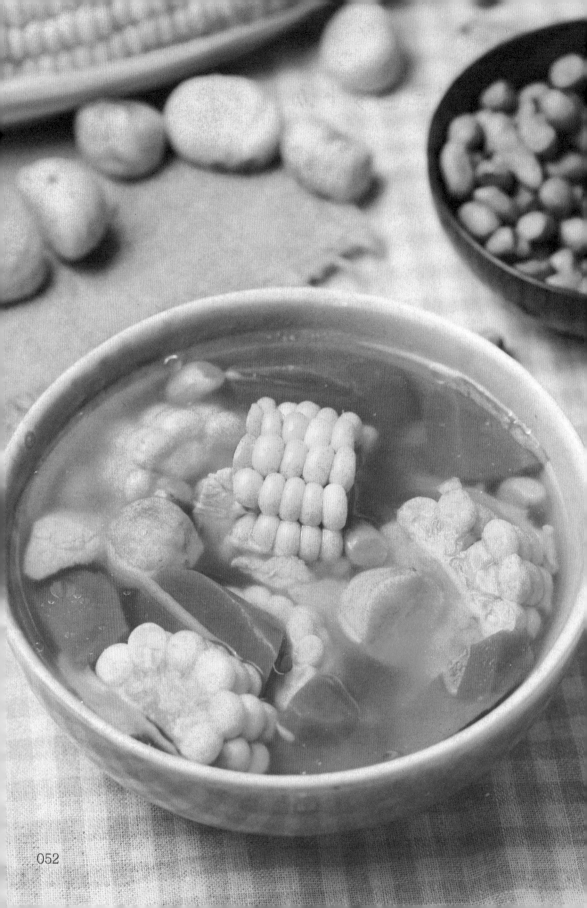

栗子花生玉米煲瘦肉

厨具： 砂锅

烹饪方法： 炖煮

分量： 2人份

功效： 益气补肾

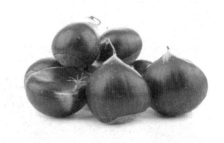

材料：

瘦肉300克，胡萝卜100克，玉米100克，板栗肉50克，花生米30克，盐3克，鸡粉2克，食用油适量

做法：

+ 瘦肉洗净，切小块；胡萝卜洗净，切滚刀块；玉米洗净，切段；板栗肉洗净，对半切开。
+ 用油起锅，烧热，倒入适量清水煮至沸腾。
+ 依次倒入胡萝卜、玉米、板栗肉、花生米，焖煮约10分钟。
+ 放入瘦肉，继续焖煮约10分钟，至食材熟软。
+ 调入盐、鸡粉，煮至食材入味，盛出即可。

养生分析：

　　栗子味甘，性温，入脾、胃、肾经，具有养胃健脾、补肾强筋、活血止血的功效。栗子作为秋季热门食品，除了味道甜美之外，其对人体的滋补作用媲美黄芪、当归，被称为"肾之果"。常食能延缓人体衰老，是延年益寿的滋补佳品。

食悟笔记：

　　此汤中也可加入适量姜和胡椒粉，能增进食欲。

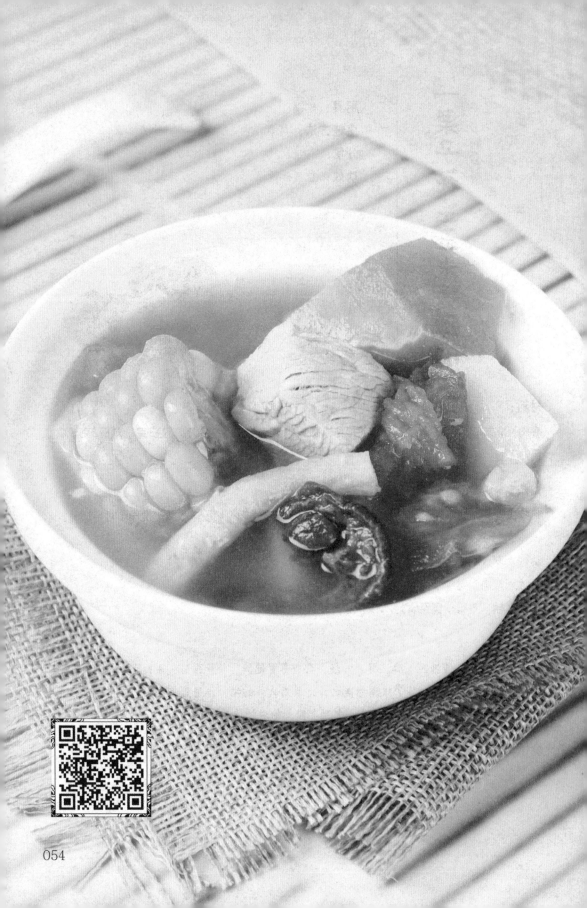

南瓜西红柿土豆汤

厨具：砂锅

烹饪方法：炖煮

分量：2人份

功效：健脾养胃

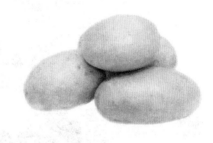

材料：

南瓜200克，去皮土豆150克，西红柿100克，玉米100克，瘦肉200克，沙参30克，山楂15克，姜片少许，盐2克

做法：

+ 土豆洗净，切滚刀块；西红柿洗净，切小瓣；南瓜洗净，切块；玉米切段；瘦肉切块。
+ 锅中注水烧开，倒入瘦肉，汆片刻，捞出，沥干水分。
+ 砂锅中注水，倒入瘦肉、土豆、南瓜、玉米、山楂、沙参、姜片，拌匀。
+ 盖上锅盖，大火煮开转小火煮3小时至析出有效成分，盖上锅盖，放入西红柿，拌匀。
+ 盖上锅盖，续煮10分钟至西红柿熟软，盖上锅盖，调入盐，拌匀盛出即可。

养生分析：

南瓜是秋季常用食材，具有补中益气、消炎止痛、解毒杀虫的功效，而且还能预防多种疾病，增强免疫力，调节血糖血压，常食还可以起到美容养颜的作用。搭配其他健脾养胃的食材，能濡养五脏，延年益寿。

食悟笔记：

切好的土豆要放入清水中浸泡片刻，以防氧化变黑。

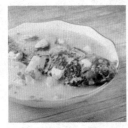
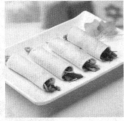
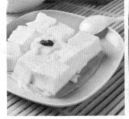
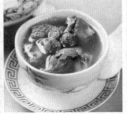
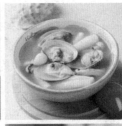
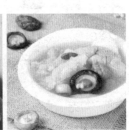
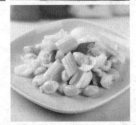
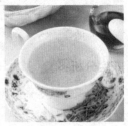

白露

——防秋燥，滋肺阴

进入白露节气，天气转凉，到此时夏天正式过去，开始真正进入秋季，暑气渐消，天高气爽，天气转凉。白露之后天气冷暖多变，但总体呈降温趋势，特别是早晚温差变大，需要注意防寒保暖，避免诱发伤风感冒或者陈年旧疾。此时，应加强身体锻炼，保持心情愉快，在饮食上可食用一些温热性质的食物来温养脏腑，补益气血。

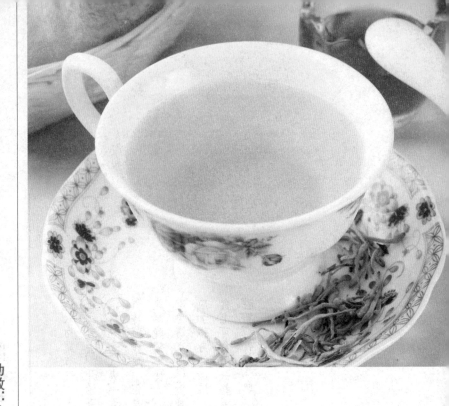

金银花蜂蜜茶

厨具：电解养生壶

烹饪方法：煮

分量：2人份

功效：补脾润肺

材料：

金银花10克，蜂蜜20毫升

做法：

+ 将金银花放入盛水的碗中，搅拌片刻，清洗掉杂质后捞出。
+ 取电解养生壶底座，放上配套的水壶。
+ 加清水至0.7升水位线，放入金银花。
+ 盖上壶盖，按"开关"键通电，再按"功能"键，选定"泡茶"功能，开始煮茶。
+ 期间功能加热8分钟，功能加强2分钟，共煮10分钟，至材料析出有效成分。
+ 茶水煮好，按"开关"键断电，取下水壶，将茶水倒入杯中。
+ 待茶温适合时，加入蜂蜜调匀后即可饮用。

养生分析：

喝茶有助于修身养性，在凉爽秋日里，喝上一杯暖暖的养生茶，真是一件惬意的事情。金银花常作为花茶饮用，具有清热解毒、抗炎、补虚等功效，配上调补脾胃、润肺止咳的蜂蜜，更能美容养颜，补脾益肺，闲暇时间喝上一杯，舒缓一下心情。

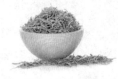

「芦荟菠萝汁」

厨具：榨汁机

烹饪方法：榨汁

分量：2人份

功效：健脾养胃

材料：菠萝肉120克，芦荟80克，蜂蜜20毫升

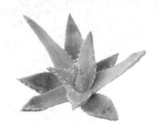

做法：

+ 备好的菠萝肉切成块。
+ 洗净的芦荟去皮，将肉取出，待用。
+ 备好榨汁机，倒入菠萝块、芦荟。
+ 倒入适量的凉开水。
+ 盖上锅盖，调转旋钮至1档，榨取芦荟菠萝汁。
+ 打开盖，将榨好的芦荟菠萝汁倒入杯中。
+ 淋上备好的蜂蜜即可。

养生分析：

　　菠萝是季节性的水果，果肉甜美，气味香甜诱人，具有健胃消食、补脾止泻、清热解暑的功效，还可以减肥瘦身，润泽肌肤。另外，还能消除身体的紧张感和增强肌体的免疫力。

食悟笔记：

　　切菠萝肉前可将菠萝肉放入盐水中浸泡片刻，口感会更好。

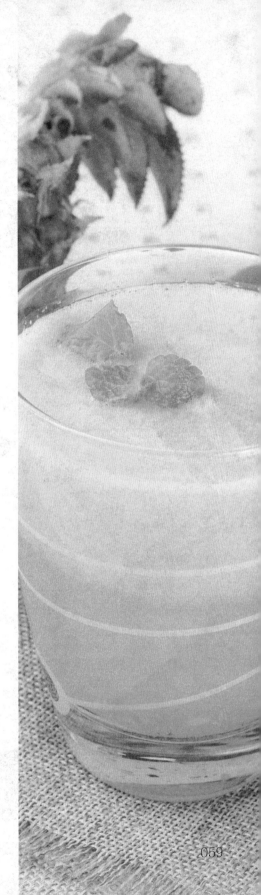

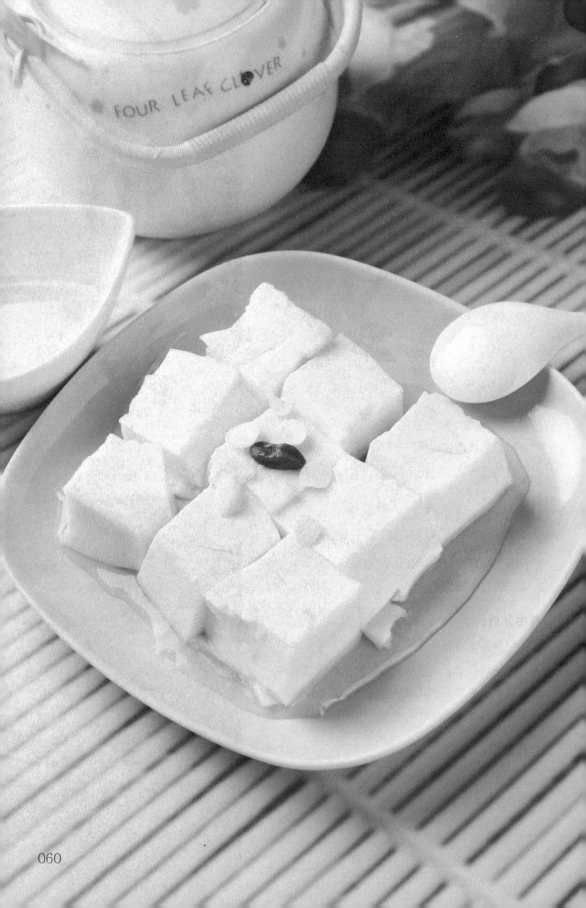

杏仁豆腐

厨具： 搅拌机，砂锅
烹饪方法： 搅打，炖煮
分量： 2人份
功效： 润肺平喘

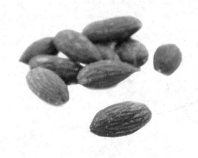

材料：

甜杏仁50克，牛奶200毫升，明胶10克，冰糖20克，蜂蜜10毫升

做法：

+ 将泡好的杏仁放入搅拌机中，注入200毫升清水。

+ 盖上锅盖，选择"启动"键，搅打成杏仁糊，待搅拌机运转约2分钟，即成杏仁汁。

+ 取下搅拌机机身，把榨好的杏仁汁倒入滤网，滤取杏仁汁。

+ 取一碗，倒入清水，放入明胶，搅拌均匀，至明胶溶解。

+ 砂锅置于火上，倒入杏仁汁、牛奶，拌匀。

+ 转中火，加热片刻，放入冰糖，搅拌约3分钟至冰糖融化。

+ 倒入明胶溶液，不停搅拌至明胶完全融化，大约2分钟。

+ 关火后盛出煮好的杏仁牛奶，装碗，放入冰箱冷藏3个小时。

+ 取出冷藏好的杏仁牛奶，倒置在案板上，切成小块，装入盘中，淋上蜂蜜即可。

养生分析：

　　杏仁含有蛋白质、维生素C、胡萝卜素、挥发油、铁、锌等营养成分，具有美容养颜、降气平喘、降血糖等功效。这款甜品能修复紫外线对皮肤的损伤，缓解干燥、咳嗽。

食悟笔记：

　　杏仁要提前在温水中浸泡半天，这样榨出的杏仁汁口感才好。

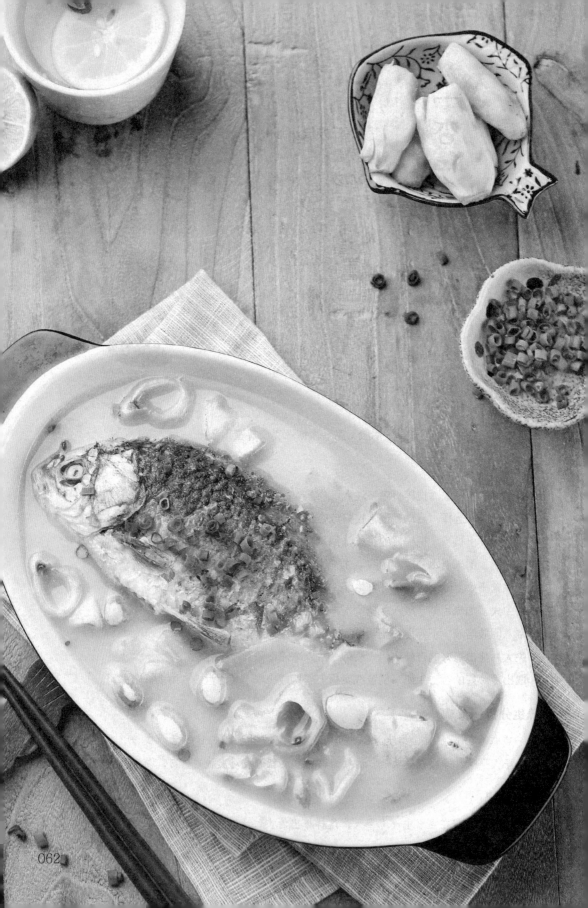

菠萝蜜鲫鱼汤

厨具： 炒锅
烹饪方法： 煎、炖煮
分量： 2人份
功效： 补肝养血

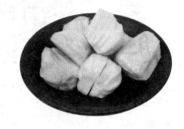

材料：

净鲫鱼400克，菠萝蜜果肉100克，菠萝蜜果核90克，瘦肉85克，姜片、葱花各少许，盐3克，鸡粉2克，料酒6毫升，食用油适量

做法：

+ 将洗净的猪瘦肉切丁，洗净的菠萝蜜果肉切小块。
+ 用油起锅，放入姜片，爆香。
+ 倒入处理干净的鲫鱼，用小火煎一会儿，至鱼肉散出香味。
+ 翻转鱼身，再煎约1分钟，至两面呈焦黄色，淋入少许料酒提味，注入适量开水。
+ 倒入瘦肉丁，放入洗净的菠萝蜜果核，再倒入切好的菠萝蜜果肉，加入盐、鸡粉调味。
+ 盖上锅盖，转小火煮约10分钟，至食材熟软、入味。
+ 关火后盛出煲煮好的鲫鱼汤。
+ 装入汤碗中，撒上葱花即成。

养生分析：

　　鲫鱼所含的蛋白质质优、齐全、易于消化吸收，是肝肾疾病、心脑血管疾病患者的良好蛋白质来源，常食可增强抗病能力，高血压、心脏病等患者可经常食用。

食悟笔记：

　　注入的开水以没过食材为佳，这样能保持鲫鱼的鲜味。

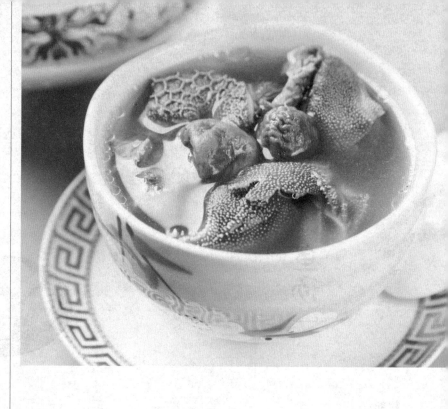

无花果煲羊肚

功效：益气补血

分量：2人份

烹饪方法：炖煮

厨具：砂锅

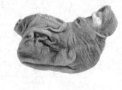

材料：

羊肚300克，无花果10克，蜜枣10克，姜片少许，盐2克，鸡粉3克，胡椒粉、料酒各适量

做法：

+ 锅中注入适量清水烧开，倒入切好的羊肚，淋入料酒，汆去血水。
+ 捞出汆煮好的羊肚，装入盘中，备用。
+ 砂锅中放入羊肚、蜜枣、姜片、无花果，注入适量清水，淋入少许料酒。
+ 用大火煮开后转小火煮2小时至食材熟透，放入盐、鸡粉、胡椒粉，拌匀调味。
+ 关火后盛出煲煮后的菜肴，装入碗中即可。

养生分析：

　　羊肚含有蛋白质、碳水化合物、烟酸、钙、磷、镁等营养成分，具有益气补血、健脾养胃、增强免疫力等功效。

食悟笔记：

　　汤煮开后用小火煲，可使食材的营养更易析出，口感也更好。

「白果腐竹汤」

厨具：砂锅

烹饪方法：炖煮

分量：2人份

功效：止咳平喘

材料：腐竹段40克，白果10克，百合10克，水发黄豆15克，姜片少许

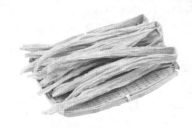

做法：

+ 砂锅中注入适量清水烧开，放入清洗好的白果、黄豆。
+ 倒入洗净的腐竹、百合。
+ 撒入姜片，拌匀。
+ 盖上锅盖，用大火煮沸后转中火煮约2小时至熟。
+ 盖上锅盖，用勺子搅拌片刻。
+ 盛出煮好的汤料，装入碗中即可。

养生分析：

　　白果中有白果酸、白果酚，有抑菌、杀菌的作用。秋季干燥，易发咳嗽，白果也是秋季可作为去燥、止咳的良药之选。

食悟笔记：

　　腐竹以煮至刚熟为佳，过熟或没熟影响口感。

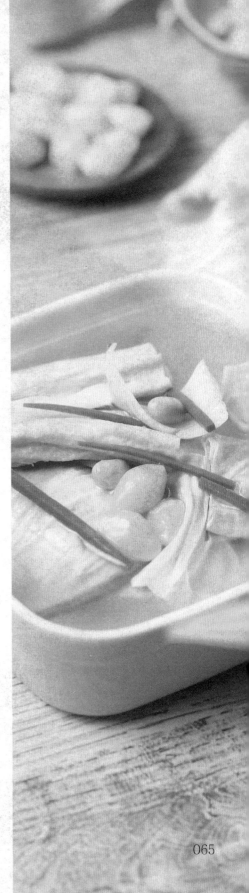

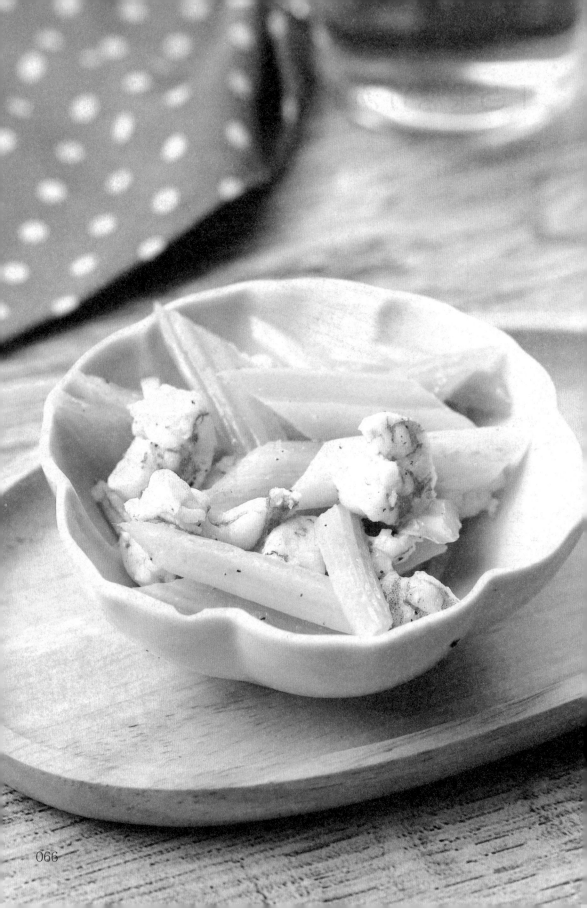

芹菜胡椒虾仁

厨具： 炒锅

烹饪方法： 炒

分量： 2人份

功效： 增强免疫力

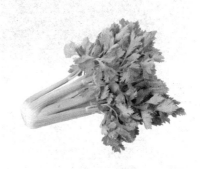

材料：

虾仁120克，西芹65克，柠檬汁10毫升，黄油45克，白胡椒粉、盐各2克，料酒4毫升，黑胡椒粉、水淀粉各少许

做法：

✤ 洗好的西芹切块，焯水。

✤ 洗净的虾仁切段，加入盐1克、料酒、黑胡椒粉、柠檬汁、水淀粉搅匀，腌渍15分钟。

✤ 将黄油放入热锅中，使其融化，放入虾仁炒至虾身弯曲。

✤ 倒入西芹，翻炒出香味。

✤ 加入白胡椒粉、盐1克，炒匀调味即可。

养生分析：

虾仁含有丰富的蛋白质，且相较于其他高蛋白的食物，虾的脂肪含量很低，非常适合减肥人士以及体虚久病之人食用。

食悟笔记：

虾仁虽然味道鲜美，但是对于鱼虾过敏的人士避免误食。

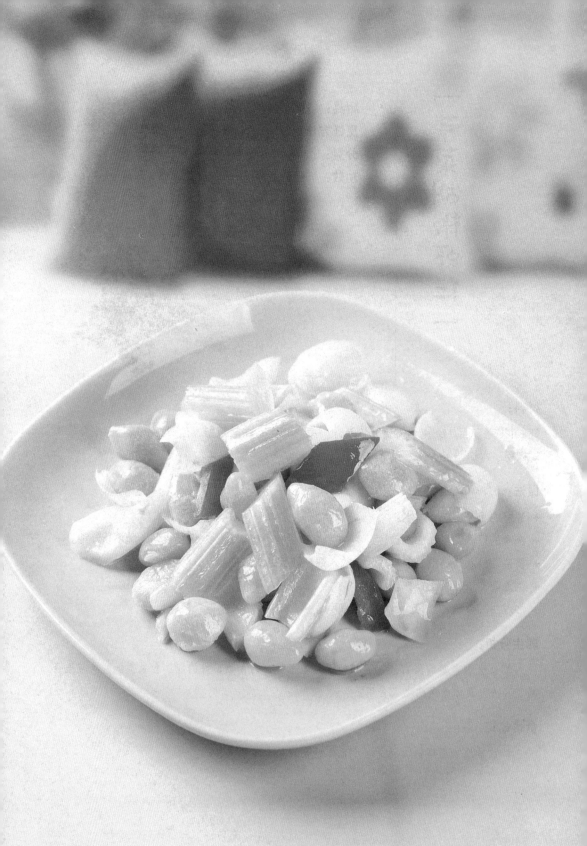

西芹百合炒白果

厨具： 炒锅
烹饪方法： 炒
分量： 2人份
功效： 滋阴润肺

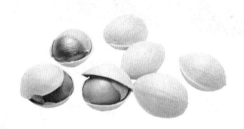

材料：

西芹150克，鲜百合、白果各100克，彩椒10克，鸡粉、盐各2克，水淀粉3毫升，食用油适量

做法：

✦ 洗净的彩椒切开，去籽，切成大块；洗好的西芹切成小块，备用。

✦ 锅中注入适量清水，用大火烧开，倒入备好的白果、彩椒、西芹、百合，略煮一会儿。

✦ 将焯好的食材捞出，沥干水分，备用。

✦ 热锅注油，倒入焯好水的食材。

✦ 加入盐、鸡粉，翻炒均匀，淋入水淀粉，翻炒片刻。

✦ 关火后将炒好的菜肴盛出，装入盘中即可。

养生分析：

　　西芹含铁量较高，可养血补虚；百合含有多种营养物质，可养阴清热。两者同炒，可滋阴润肺，是秋季不可错过的一道佳肴。

食悟笔记：

　　食材已经焯过水，因此不宜炒太久。

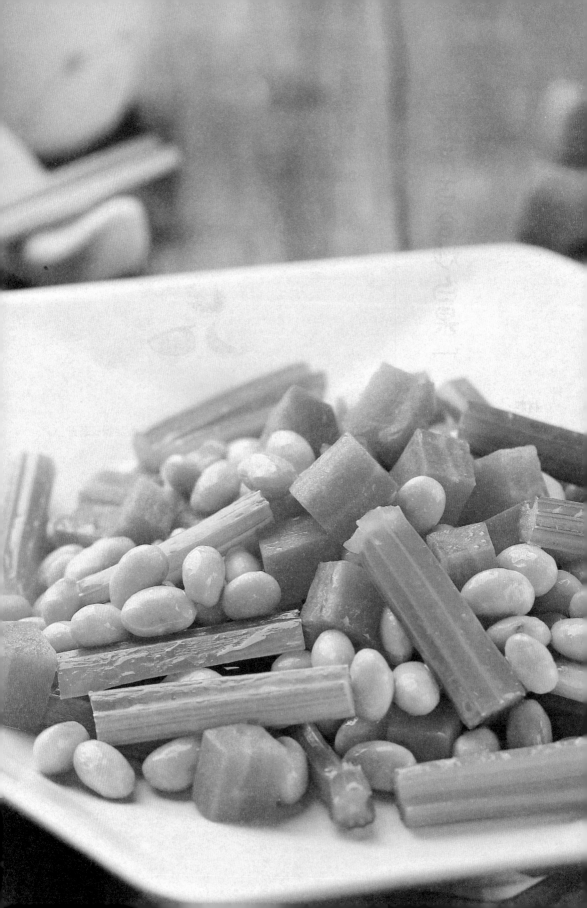

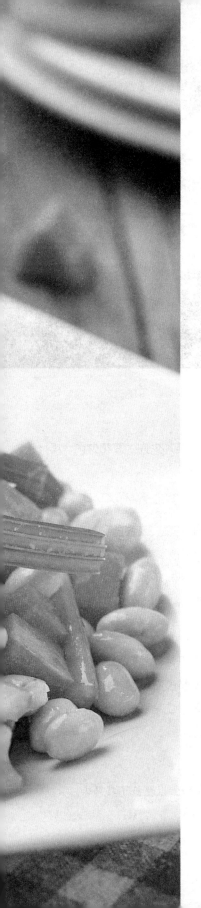

「芹菜炒黄豆」

厨具： 炒锅
烹饪方法： 炒
分量： 2人份
功效： 补虚润燥

材料： 熟黄豆220克，芹菜梗80克，胡萝卜30克，盐3克，食用油适量

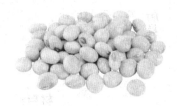

做法：

✦ 将洗净的芹菜梗切成小段，洗净去皮的胡萝卜切成丁。

✦ 锅中注水烧开，加入盐1克、胡萝卜丁煮约1分钟，至其断生后捞出，沥干水分，待用。

✦ 用油起锅，倒入芹菜炒匀，至芹菜变软，再倒入焯过水的胡萝卜丁，放入熟黄豆，快速翻炒一会儿。

✦ 加入盐2克，炒匀调味，盛出炒好的食材，装入盘中即成。

养生分析：

　　黄豆又称"大豆"，不仅味美，而且有极高的营养价值。黄豆含有丰富的蛋白质和脂肪，以及众多人体所须氨基酸，是非常理想的补益食材，各种豆类制品深得大众喜爱和认可。

食悟笔记：

　　黄豆可以提前浸泡一段时间，软化后再炒。

双菇蛤蜊汤

功效：养阴清热

分量：2人份

烹饪方法：炖煮

厨具：砂锅

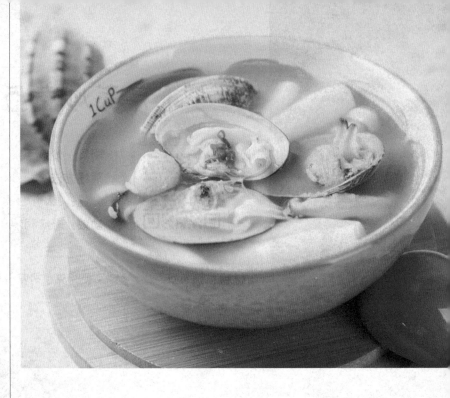

`1 cup`

材料：

蛤蜊150克，白玉菇段100克，香菇块100克，姜片少许，葱花少许，鸡粉2克，盐2克，胡椒粉2克

做法：

✛ 锅中注入适量清水烧开，倒入洗净切好的白玉菇、香菇。

✛ 倒入备好的蛤蜊、姜片，搅拌均匀，盖上锅盖，煮约2分钟。

✛ 揭开锅盖，放入鸡粉、盐、胡椒粉，拌匀调味。

✛ 盛出煮好的汤料，装入碗中，撒上葱花即可。

养生分析：

蛤蜊肉质鲜美，营养丰富，被称为"天下第一鲜"，是一种非常受欢迎的食材，无论是煲汤还是煎炒，都不损失它的鲜美口感。蛤蜊性微寒，能滋阴生津，软坚散结，用于肝肾阴虚导致的潮热盗汗有很好的辅助疗效。

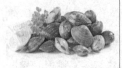

食悟笔记：

白玉菇味道比较鲜美，可少加或不加鸡粉，以免抢了其鲜味。

「西芹白果炒肚条」

厨具：炒锅

烹饪方法：炒

分量：2人份

功效：健脾养血

材料：熟猪肚200克，西芹50克，白果20克，红椒10克，盐、鸡粉、胡椒粉各2克，料酒、水淀粉各少许，食用油适量

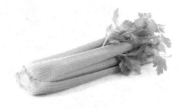

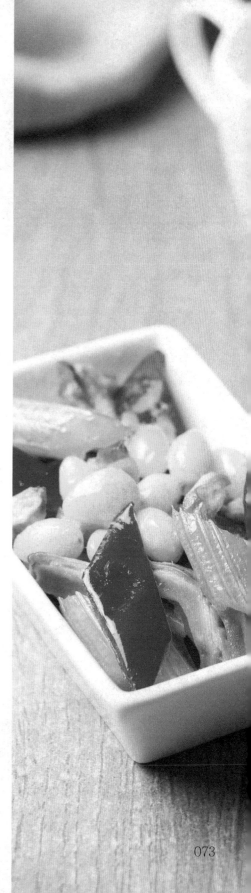

做法：

✦ 洗好的西芹、红椒切块，熟猪肚切条。

✦ 锅中注水烧开，放入备好的白果、西芹、红椒，煮至食材断生，捞出。

✦ 用油起锅，倒入猪肚、料酒炒匀。

✦ 倒入焯过水的食材，炒约2分钟。

✦ 加入盐、鸡粉、胡椒粉炒匀。

✦ 最后用水淀粉勾芡即可。

养生分析：

猪肚是很好的补益食材，无论是煲汤还是煎炒，都能让人食欲大开。猪肚一般用来补虚损、健脾胃，对于久病体虚、虚劳羸弱的病人有很好的疗效。对于女子可以补气，对于男子则可以补虚。

食悟笔记：

芹菜爽脆可口，不宜煮制过久。

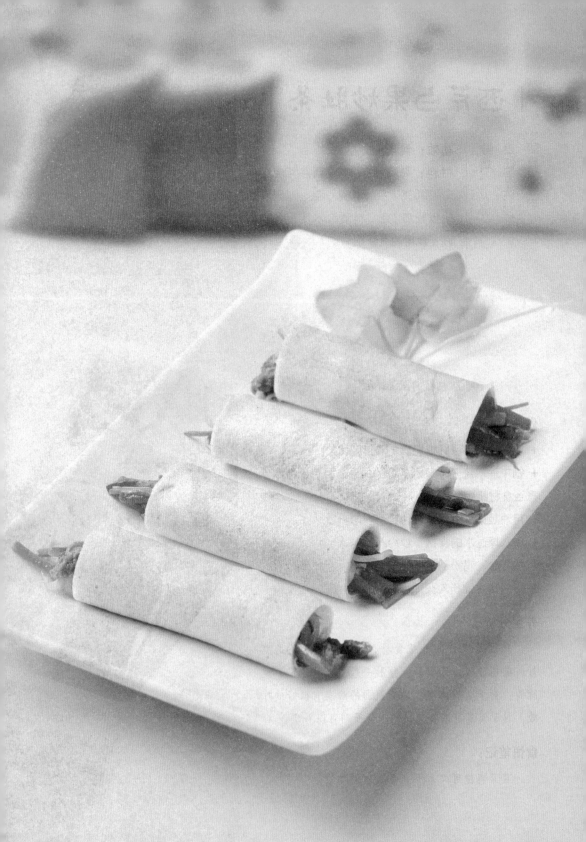

荞麦菜卷

厨具：炒锅
烹饪方法：煎炒
分量：2人份
功效：健脾消积

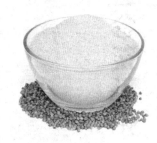

材料：

荞麦粉110克，鸡蛋1个，牛肉100克，绿豆芽70克，胡萝卜80克，彩椒85克，蒜末、葱花各少许，盐3克，鸡粉4克，生抽5毫升，水淀粉8毫升，料酒8毫升，蚝油5克，食用油适量

做法：

+ 胡萝卜洗净切丝，洗好的彩椒切成丝，洗净的牛肉切丝。
+ 牛肉丝中放入少许生抽、盐、鸡粉、水淀粉，倒入适量食用油，腌渍10分钟。
+ 将荞麦粉倒入碗中，打入鸡蛋，加入少许清水和盐，搅拌匀，制成面糊。
+ 煎锅中注入少许食用油，倒入面糊，双面煎至金黄色，制成面皮后取出待用。
+ 锅中注入适量清水烧开，放入少许食用油、盐，倒入胡萝卜、绿豆芽、彩椒焯水。
+ 用油起锅，放入蒜末爆香，倒入腌渍好的牛肉，淋入料酒，放入蚝油、生抽，炒匀。
+ 倒入胡萝卜、绿豆芽、彩椒，加入盐、鸡粉，淋适量水淀粉勾芡，放入葱花，略炒片刻。
+ 将炒好的馅料盛出，把面皮切成长方片，取适量馅料，放在面皮上。
+ 卷起面皮，制成荞麦菜卷，把做好的菜卷装入盘中即可。

养生分析：

荞麦可以促进胰岛素的生成和分泌，有助于降低血糖，适合糖尿病患者食用。

食悟笔记：

制作面糊时放水量要把握好，因为加了鸡蛋，水可以少放些。

桂圆百合茯苓粥

厨具：砂锅

烹饪方法：炖煮

分量：2人份

功效：补益心脾

材料：

水发大米100克，桂圆肉、鲜百合、茯苓各少许，盐少许

做法：

+ 砂锅中注入适量清水烧开。
+ 倒入洗净的大米，搅拌均匀，用大火煮沸。
+ 放入备好的桂圆肉、茯苓。
+ 转小火煮约30分钟至大米熟软。
+ 倒入洗净的鲜百合，再转大火，略煮片刻至百合熟。
+ 加入少许盐，搅匀至食材入味，盛出煮好的粥即可。

养生分析：

桂圆又称"龙眼"，含有很高的糖分，且能被人体直接吸收，对于体弱贫血、体虚、年老体衰的人群，经常吃一点桂圆能养血安神。桂圆肉甘温滋补，入心、脾两经，功善补益心脾，而且甜美可口，不滋腻，不壅气，实为补心健脾之佳品。

食悟笔记：

桂圆有干湿之分，用作煲汤二者均可。

「银耳白果无花果瘦肉汤」

厨具：砂锅

烹饪方法：炖煮

分量：2人份

功效：止咳润燥

材料：猪瘦肉200克，水发银耳80克，无花果4枚，白果10克，杏仁10克，水发去芯莲子10克，怀山10克，水发香菇4朵，薏米20克，枸杞5克，姜片少许，盐2克

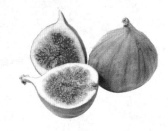

做法：

+ 洗净的瘦肉切大块。
+ 锅中注水烧开，倒入瘦肉，氽片刻，捞出。
+ 砂锅中注水，倒入瘦肉、银耳、白果、无花果。
+ 放入香菇、薏米、杏仁、姜片、怀山、莲子、枸杞，拌匀。
+ 盖上锅盖，大火煮开后转小火煮3小时至析出有效成分，调入盐，拌至入味后盛出即可。

养生分析：

无花果又名天生子、文仙果，是一种常见的药食两用食材。《本草纲目》载："无花果味甘平，无毒，主开胃、止泄痢、治五痔、咽喉痛。"无花果味道甘甜且无果核，营养丰富全面，拿来煲汤非常适合。银耳、白果都是温和的补益食材，与无花果同食，可以开胃健脾，是一道可口的滋补炖品。

食悟笔记：

银耳提前泡发。

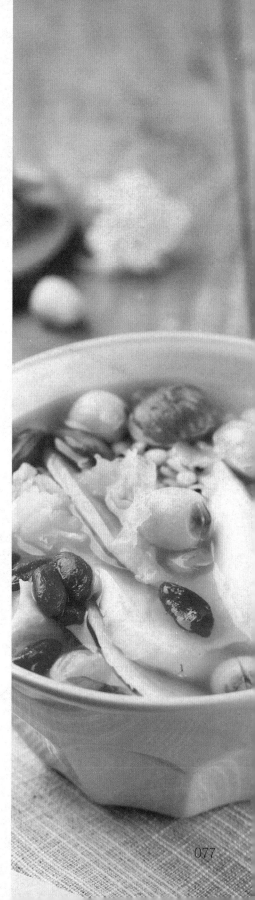

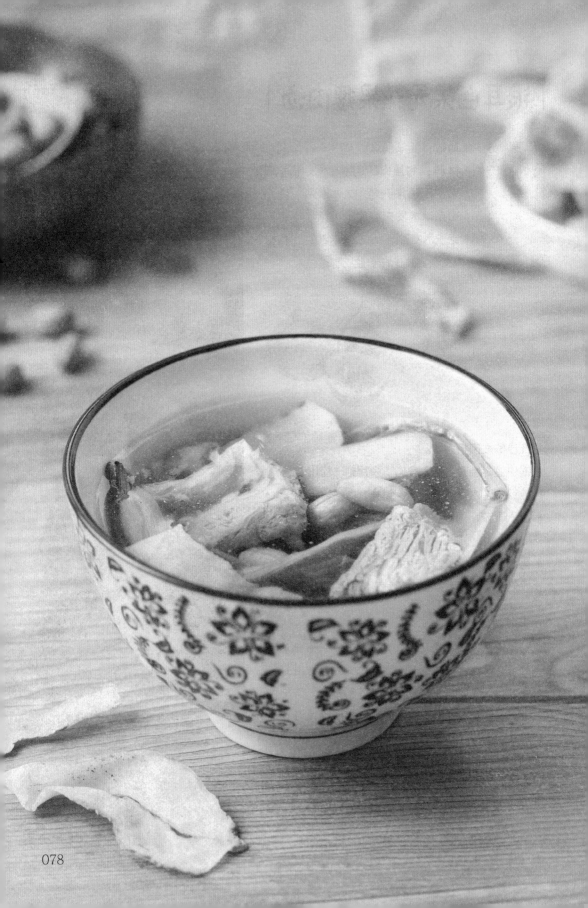

玉竹排骨汤

厨具：砂锅

烹饪方法：炖煮

分量：2人份

功效：润肺去燥

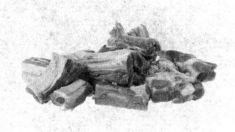

材料：

排骨500克，水发黄花菜100克，花生50克，玉竹20克，姜片、葱段各少许，盐3克

做法：

+ 锅中注水用大火烧开，倒入排骨，汆去血水杂质，捞出。
+ 砂锅中注入适量的清水用大火烧开。
+ 倒入排骨、花生、玉竹、姜片、葱段，搅拌片刻。
+ 盖上锅盖，烧开后转小火煮1个小时至熟软。
+ 将黄花菜放入锅中，搅拌均匀。
+ 盖上锅盖，续煮30分钟，加入盐，搅拌片刻，盛出即可。

养生分析：

玉竹口感甘甜，长于养阴，主要作用于脾胃，是润肺护肝的佳品，适合秋季养肺食用。此外，玉竹还可以增强机体的抗缺氧能力。

食悟笔记：

食材在泡发前可以用清水冲洗一会儿，炖出的汤汁会更纯净。

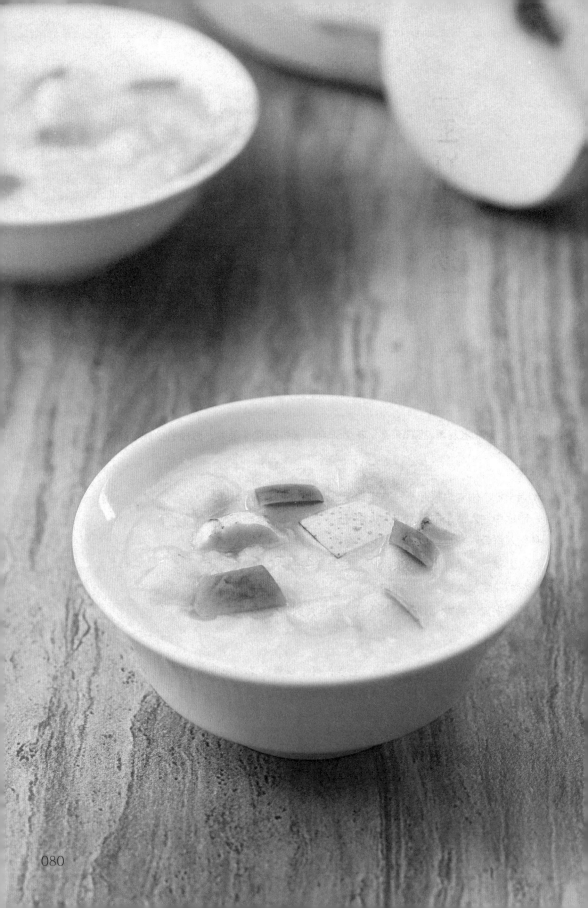

苹果梨香蕉粥

厨具：砂锅

烹饪方法：炖煮

分量：2人份

功效：润肺化痰

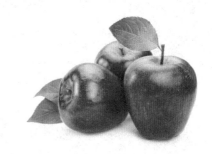

材料：

水发大米80克，香蕉90克，苹果75克，梨60克

做法：

✛ 洗好的苹果去核，切小丁；洗净的梨去核，切小丁。

✛ 洗好的香蕉剥去皮，把果肉切成条，改切成丁，剁碎，备用。

✛ 砂锅中注入适量清水烧开，倒入洗净的大米，拌匀。

✛ 盖上锅盖，大火烧开后用小火煮约35分钟至大米熟软。

✛ 揭开锅盖，倒入梨丁、苹果丁、香蕉碎，用大火略煮一会儿，盛出装碗即可。

养生分析：

这道粥含有葡萄糖、果糖、苹果酸、胡萝卜素、维生素、钙、磷、钾、铁等多种营养成分，具有润肺、化痰、清热等功效。

食悟笔记：

香蕉本身比较软，也可在粥煮好后加入香蕉碎。

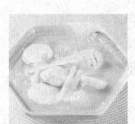

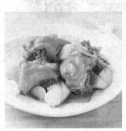

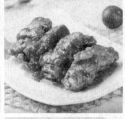

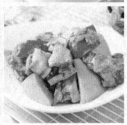

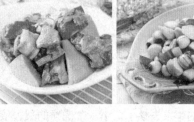

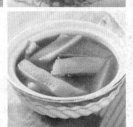

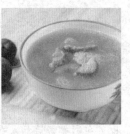

秋分

——补阴血，强体魄

秋分为每年的公历9月22日-24日，刚好在秋季九十天的中分点。从秋分开始，气候逐渐变化，北半球昼短夜长越来越明显，昼夜温差逐渐加大，气温逐渐步入深秋，天气很快就凉了下来。

此时，要适当增添衣物以防天气突变，日常饮食以养阴生血为主，可以多食用一些酸甘、滋阴、水分足的食物。

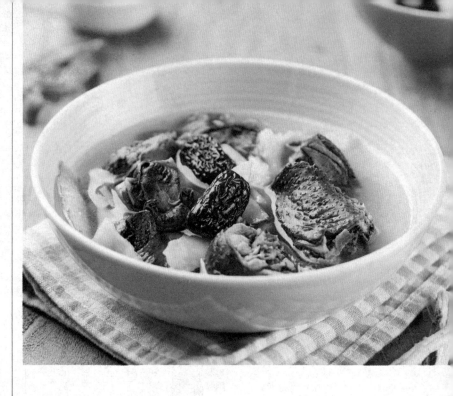

「沙参玉竹乌鸡汤」

功效：强身补血

分量：2人份

烹饪方法：炖煮

厨具：砂锅

材料：

乌鸡半只，沙参15克，玉竹15克，红枣（去核）3枚，食盐适量

做法：

+ 乌鸡斩段，洗净焯水。

+ 砂锅内加水煮沸，放入所有食材，大火烧开转小火煲1小时，然后调味即可。

养生分析：

众所周知，乌鸡是优良的滋补养品，胆固醇和脂肪含量低，所含的氨基酸、维生素E和多种矿物质均高于普通鸡肉，是补虚劳、养身体的上等佳品。

食悟笔记：

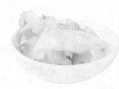

汆煮乌鸡的时候可以放入少许葱叶和姜片，去腥效果更佳。

「柑橘山楂饮」

厨具：砂锅

烹饪方法：炖煮

分量：2人份

功效：健脾开胃

材料：柑橘100克，山楂80克，糖适量

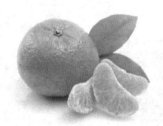

做法：

✦ 将柑橘去皮，果肉分成瓣。

✦ 洗净的山楂对半切开，去核，果肉切成小块。

✦ 砂锅中注入适量清水烧开，倒入柑橘、山楂。

✦ 盖上锅盖，用小火煮15分钟，至其析出有效成分。

✦ 盖上锅盖，略微搅动片刻。

✦ 将煮好的柑橘山楂饮盛出，装入碗中即可。

养生分析：

柑橘含有较多的维生素C，其所含的挥发油能增强人体的代谢功能，有调节血糖的作用，适合糖尿病患者食用。山楂酸酸甜甜，能增进食欲，健脾开胃，消食化积，在秋日的午后喝上一碗山楂茶，对身体好处多多。

食悟笔记：

煮制此汤时，火候不宜过大，否则会破坏其营养成分。

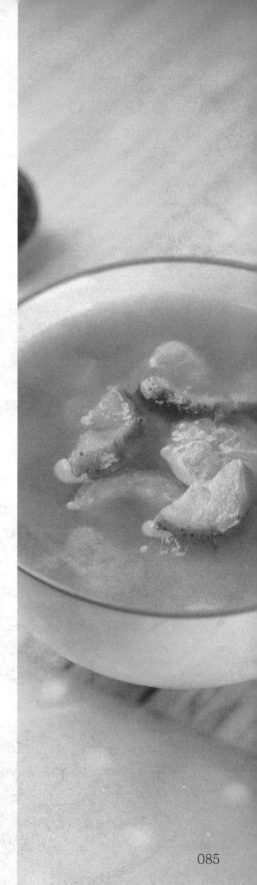

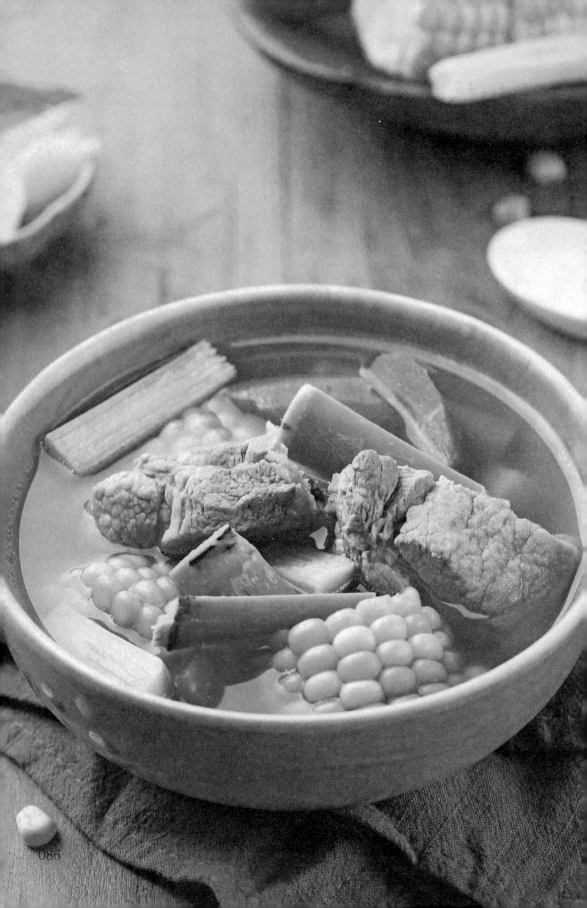

甘蔗润燥汤

厨具： 砂锅

烹饪方法： 炖煮

分量： 2人份

功效： 降低血压，防止血管硬化

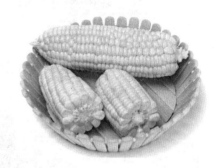

材料：

甘蔗150克，玉米2根，胡萝卜1根，排骨250克，生姜、食盐各适量

做法：

+ 排骨斩件，洗净焯水。甘蔗洗净切条，玉米、胡萝卜洗净切块。
+ 锅内加水煮沸，放入所有食材，大火烧开转小火煲约50分钟，调味即可。

养生分析：

　　胡萝卜含有槲皮素、山柰酚，能增加冠状动脉血流量，降低血脂，促进肾上腺素的合成，有降压强心的作用。此外，它还含有琥珀酸钾盐，有助于防止血管硬化，降低胆固醇，降低血压。甘蔗含有蛋白质、B族维生素、维生素C及钙、磷、铁等营养成分，具有滋阴润燥、清热解毒、生津止渴等作用。

食悟笔记：

　　甘蔗斩成段时，若发现有白色绒毛状菌丝，则应丢弃，以免食用后对身体不利。

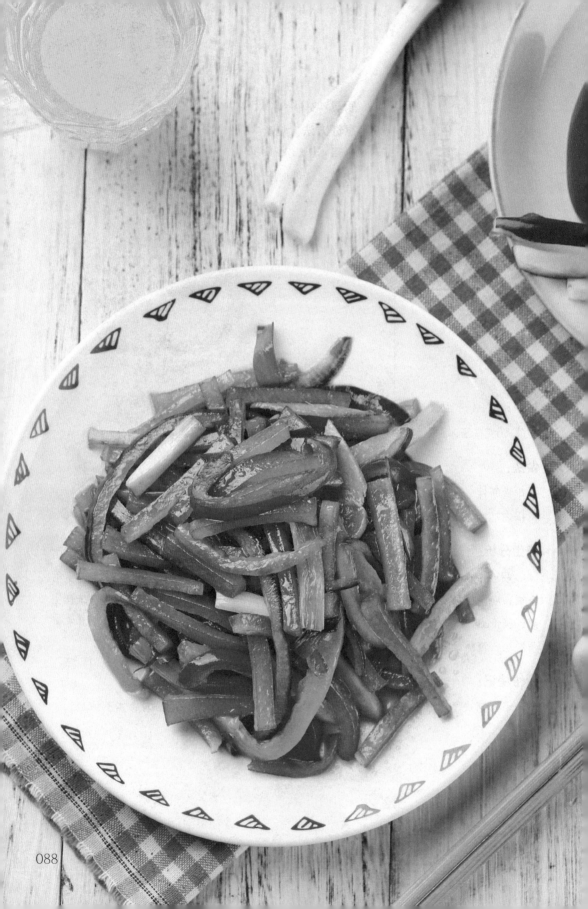

炒猪皮

厨具： 炒锅

烹饪方法： 炒

分量： 2人份

功效： 健脾养胃

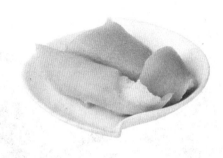

材料：

猪皮300克，彩椒半个，洋葱半个，生姜、葱、大蒜、料酒、花生油、食盐各适量

做法：

+ 洋葱、彩椒切丝，生姜切片，葱切段，猪皮去毛及肥肉洗净。

+ 锅内加入清水、猪皮，煮开后转中火再煮15分钟，捞出过冷水，切条备用。

+ 热油起锅，爆香生姜、葱、大蒜，放入猪皮和料酒翻炒5分钟，再加入彩椒、洋葱翻炒2分钟，调味即可。

养生分析：

　　猪皮含有胶原蛋白、脂肪、碳水化合物、多种维生素等营养成分，具有保湿肌肤、促进血液循环、增加皮肤弹性等功效。彩椒含有蛋白质、脂肪、胡萝卜素、钙、磷、铁、维生素B、维生素C等营养成分，具有清热解毒、促进新陈代谢、抗老化等功效。

食悟笔记：

　　猪皮上的肥膘肉要清理干净，不然菜肴的油脂过多，不仅会产生油腻的感觉，而且也失去了猪皮的韧性。

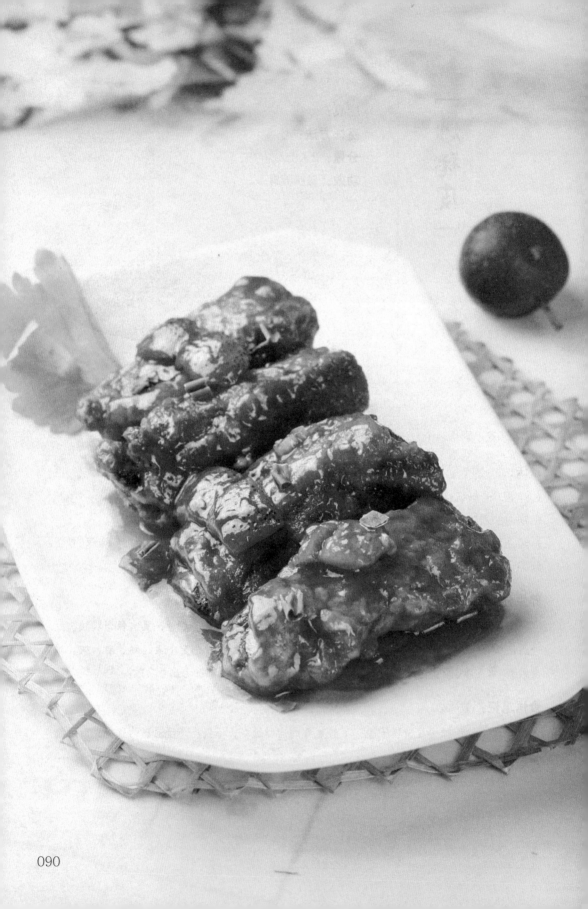

山楂猪排

厨具： 炒锅

烹饪方法： 炸、炒

分量： 2人份

功效： 健脾开胃

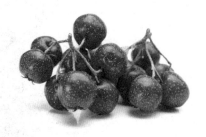

材料：

山楂90克，排骨400克，鸡蛋1个，葱花少许，盐少许，生粉10克，白糖30克，番茄酱25克，水淀粉10毫升，食用油适量

做法：

✦ 洗净的山楂切开，去核，切成小块；鸡蛋取蛋黄，备用。

✦ 将洗净的排骨装入碗中，加入少许盐，倒入蛋黄，放入适量生粉，拌匀，腌渍10分钟。

✦ 锅中注入适量清水烧开，倒入山楂，煮5分钟后盛出煮好的山楂汁待用。

✦ 热锅注油，烧至六成热，放入排骨，炸至金黄色后捞出待用。

✦ 锅底留油，倒入煮好的山楂汁，倒入之前煮过的山楂块。

✦ 放入适量白糖，加入少许番茄酱，煮至白糖溶化。

✦ 淋入适量水淀粉勾芡，倒入炸好的排骨，翻炒均匀。

✦ 关火后盛出炒好的食材，装入盘中，撒上葱花即可。

养生分析：

山楂含有黄酮类物质，有较好的扩张血管、强心、增加冠脉血流量、改善心脏活力、降低血压和胆固醇、软化血管的作用，对于高血压病者的健康大有益处。

食悟笔记：

白糖入锅后应不停地搅动，以免粘锅。

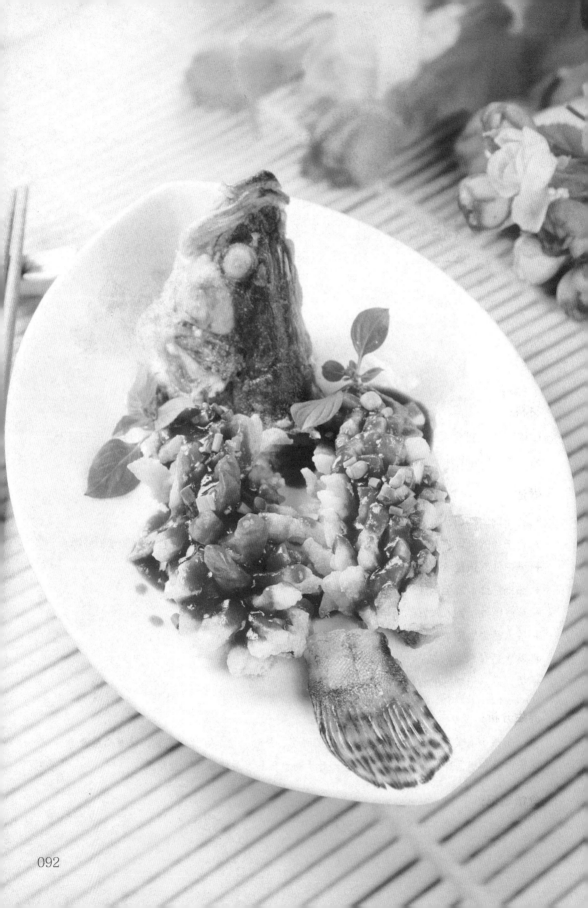

珊瑚鳜鱼

厨具：炒锅

烹饪方法：炸、炒

分量：2人份

功效：健脾养胃

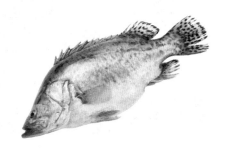

材料：

鳜鱼500克，蒜末、葱花各少许，番茄酱15克，白醋5毫升，白糖2克，水淀粉4毫升，生粉、食用油各适量

做法：

✤ 处理干净的鳜鱼剁下头尾，去骨留肉，在鱼肉上打上麦穗花刀。

✤ 热锅注入适量的食用油，烧至六成热。

✤ 将鱼肉两面沾上生粉，放入油锅中，搅匀炸至金黄色后捞出沥干油。

✤ 将鱼的头尾蘸上生粉，也放入油锅炸成金黄色。

✤ 将食材捞出，沥干油后摆入盘中待用。

✤ 锅底留油，放入蒜末，翻炒爆香，倒入番茄酱、白醋、白糖，快速翻炒均匀。

✤ 倒入少许水淀粉，搅匀制成酱汁。

✤ 关火，将调好的酱汁浇在鱼肉身上，将备好的葱花撒上鱼身上即可。

养生分析：

鳜鱼含有蛋白质、脂肪、维生素B_1、维生素B_2、烟酸等成分，具有增强免疫、润肺平喘、健脾开胃等功效。

食悟笔记：

炸鱼的时候最好多搅动，使鱼肉受热更均匀。

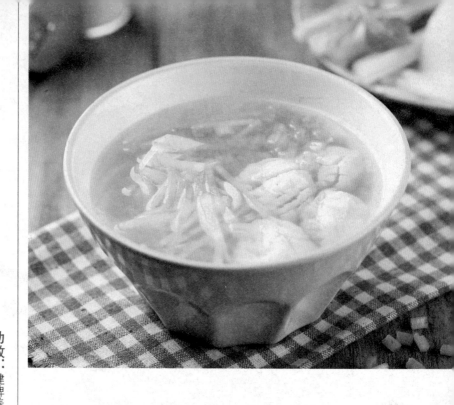

萝卜鱼丸汤

功效：健脾养胃

分量：2人份

烹饪方法：炒、煮

厨具：炒锅

材料：

白萝卜150克，鱼丸100克，芹菜40克，姜末少许，盐2克，鸡粉少许，食用油适量

做法：

+ 将洗净的芹菜切成粒，去皮洗净的白萝卜切成细丝。
+ 洗净的鱼丸对半切开，再切上网格花刀。
+ 用油起锅，下入姜末，用大火爆香，倒入萝卜丝，翻炒几下。
+ 注入适量清水，下入鱼丸，调入盐、鸡粉，搅拌匀，用中火烧开。
+ 盖上锅盖，用中小火续煮约2分钟至全部食材熟透。
+ 取下盖子，撒上芹菜粒，搅拌均匀，再煮片刻至其断生。
+ 关火后盛出煮好的鱼丸汤，放在碗中即成。

养生分析：

　　白萝卜是一种常见的蔬菜，生食、熟食均可。它富含芥子油、淀粉酶和粗纤维，具有促进消化、增进食欲、加快胃肠蠕动的作用。

食悟笔记：

　　注入的清水以没过食材为佳，以免稀释了鱼丸的鲜味。

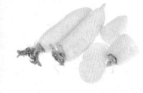

「阿胶猪皮汤」

厨具：砂锅

烹饪方法：炖煮

分量：2人份

功效：滋阴补虚

材料：猪皮130克，阿胶10克，葱白少许，盐2克，生抽、料酒各5毫升

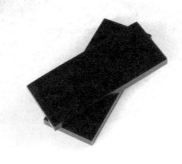

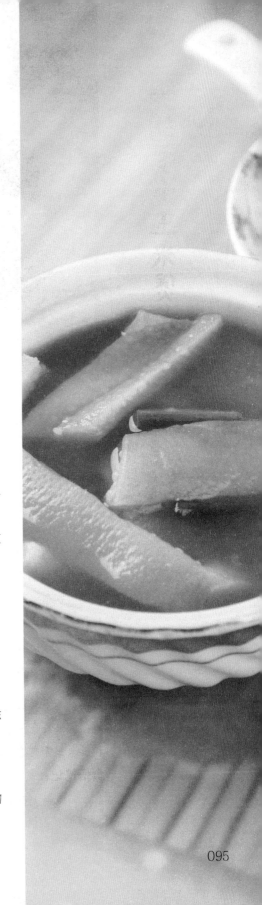

做法：

✦ 锅中注入适量清水烧开，放入切好的猪皮。

✦ 略煮一会儿，汆去腥味后捞出，装盘待用。

✦ 取一空碗，放入阿胶，加入热水，搅拌至溶化，备用。

✦ 砂锅中注入适量清水烧热，倒入备好的猪皮、葱白，淋入料酒。

✦ 用大火煮开后转小火煮40分钟至猪皮熟软。

✦ 盖上锅盖，加入适量盐、生抽，放入拌溶的阿胶。

✦ 略煮片刻至阿胶充分溶入汤中。

✦ 关火后盛出煮好的汤料，装入碗中即可。

养生分析：

　　猪皮含有较多的胶原蛋白和少量脂肪，具有滋润肌肤、滋阴补虚、养血益气、强筋壮骨等功效。

食悟笔记：

　　猪皮宜先用刀刮除表面细小的杂毛，以免影响口感。

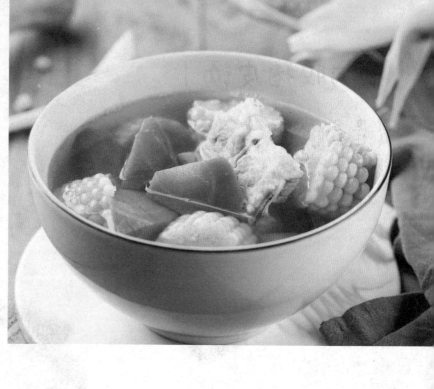

「胡萝卜玉米煲龙骨」

厨具：电饭锅

烹饪方法：炖煮

分量：2人份

功效：增强免疫力

材料：

龙骨段300克，玉米段100克，胡萝卜80克，姜片10克，盐5克

做法：

+ 洗净的胡萝卜切块。

+ 取出电饭锅，打开盖子，通电后倒入洗净的龙骨。

+ 放入切好的胡萝卜，倒入洗净的玉米段，放入姜片。

+ 加入适量清水至没过食材，盖上锅盖，按下"功能"键，调至"老火汤"状态，煮150分钟至食材熟软。

+ 按下"取消"键，打开盖子，加入盐搅匀调味，断电后将煮好的汤装碗即可。

养生分析：

　　胡萝卜具有滋润肌肤、抗衰老、保护视力、帮助改善夜盲症等功效；玉米具有利尿、降压、利胆、降血糖、防癌抗癌等作用。胡萝卜和玉米都含有糖类，煮出的汤清甜宜人，加以龙骨熬煮，更加香醇。

食悟笔记：

　　盐可随个人喜好选择加入的量。

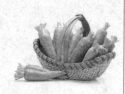

「土茯苓薏米煲龙骨」

厨具：砂锅

烹饪方法：炖煮

分量：2人份

功效：美容健肤

材料：干土茯苓60克，炒薏米50克，陈皮1片，蜜枣2枚，猪脊骨350克，食盐适量

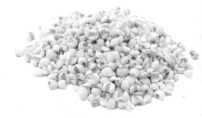

做法：

✢ 将所有食材洗净，猪脊骨斩段焯水。

✢ 锅内加水煮沸，放入所有食材，大火烧开后转小火煲1小时，调味即可。

养生分析：

薏米营养价值很高，含有固醇、多种氨基酸、薏苡仁油、薏苡仁脂、碳水化合物、B族维生素等营养成分，具有利水渗湿、抗癌、解热、健脾止泻、美容健肤等作用。

食悟笔记：

薏米可以后下，龙骨可以煲久一点。

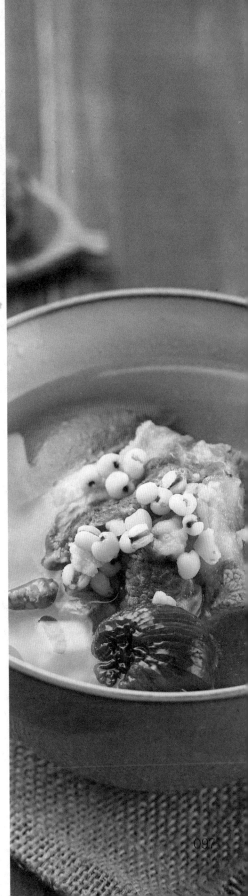

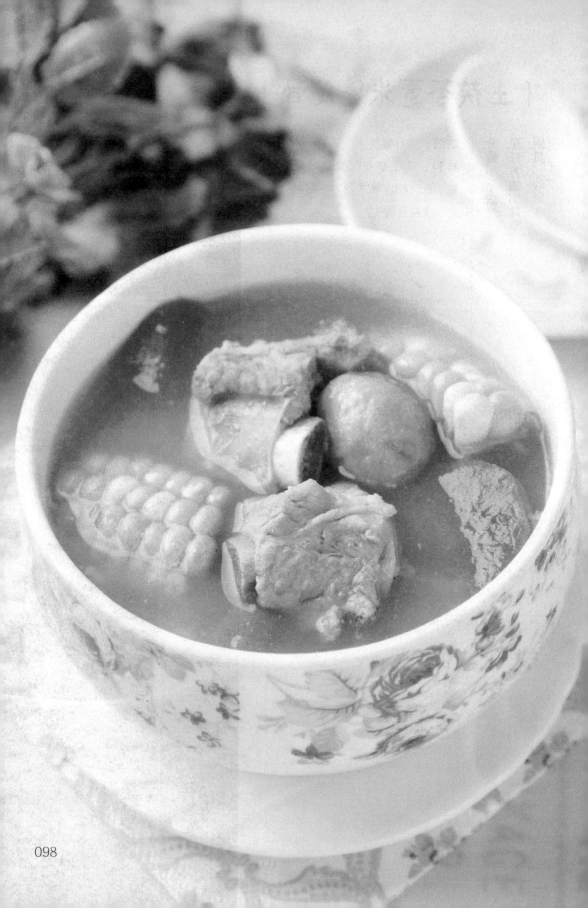

板栗龙骨汤

厨具：砂锅

烹饪方法：炖煮

分量：2人份

功效：补益气血

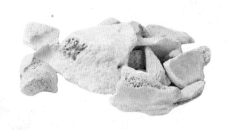

材料：

龙骨块400克，板栗100克，玉米段100克，胡萝卜块100克，姜片7克，料酒10毫升，盐4克

做法：

✦ 砂锅中注入适量清水烧开，倒入处理好的龙骨块。

✦ 加入料酒、姜片，拌匀，大火烧片刻。

✦ 撇去浮沫，倒入玉米段，小火煮1小时至析出有效成分。

✦ 加入洗好的板栗，小火续煮15分钟至熟。

✦ 倒入洗净的胡萝卜块，小火续煮15分钟至食材熟透。

✦ 加入盐，搅拌片刻至盐入味。

✦ 关火，将煮好的汤盛出，装入碗中即可。

养生分析：

　　板栗含有蛋白质、脂肪、碳水化合物、膳食纤维、胡萝卜素、钙、磷、铁及维生素A等营养成分，具有益气补血、抗衰老、厚补肠胃等功效，和龙骨一起熬汤食用，其滋补效果更佳。

食悟笔记：

　　水一定要放足，炖煮过程中加水会延长汤熟的时间，而且汤的味道也会变腥。

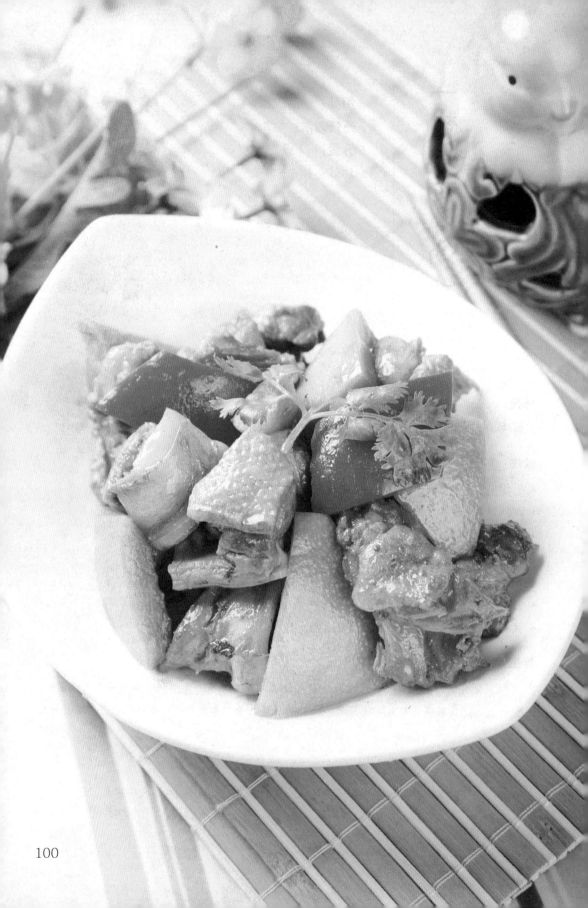

柚皮炆鸭

厨具： 炒锅

烹饪方法： 炒、炆

分量： 2人份

功效： 清热补虚

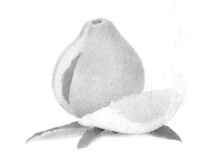

材料：

鸭肉250克，泡过的柚子皮80克，蒜头4瓣，柱侯酱10克，白酒30毫升，红彩椒5克，盐、鸡粉各1克，白糖2克，生抽、料酒、水淀粉、食用油各5毫升，香菜少许

做法：

✤ 柚子皮切开，改切小块；洗净的红彩椒切小块。

✤ 锅中注油烧热，倒入蒜头，爆香，放入洗净切好的鸭肉，略煎炒至微黄。

✤ 加入料酒，放入柱侯酱，将食材翻炒均匀。

✤ 加入生抽，倒入白酒，注入300毫升左右的清水。

✤ 倒入切好的柚皮，加入盐、白糖，拌匀。

✤ 用大火煮开后转小火炆30分钟使食材入味。

✤ 倒入切好的红彩椒，稍煮片刻至彩椒断生，加入鸡粉，拌匀，用水淀粉勾芡。

✤ 关火后盛出菜肴，装在盘中，摆上香菜点缀即可。

养生分析：

　　鸭肉含有蛋白质、脂肪、碳水化合物、维生素A及磷、钾等矿物质，具有补肾、补虚、消水肿、止咳化痰等多种作用。

食悟笔记：

　　柚子皮需事先用清水泡两头，这样才能去除其苦涩味。

「橄榄油蒜香蟹味菇」

厨具： 炒锅

烹饪方法： 汆煮

分量： 2人份

功效： 延缓衰老

材料：

蟹味菇200克，彩椒40克，蒜末、黑胡椒粒各少许，盐3克，橄榄油5毫升，食用油适量

做法：

✛ 将洗净的彩椒切粗丝，装入小碟中，待用。

✛ 锅中注入适量清水烧开，加入少许盐、食用油。

✛ 放入洗净的蟹味菇，倒入彩椒丝，搅拌均匀，煮约半分钟，至食材熟软后捞出，沥干水分，待用。

✛ 将焯煮熟的食材装入碗中。

✛ 加入少许盐，撒上蒜末，倒入适量橄榄油，快速搅匀，至食材入味。

✛ 取一个干净的盘子，盛入拌好的食材，撒上黑胡椒粒即成。

养生分析：

蟹味菇味道鲜美，肉质肥厚，有着极佳的口感，是一种低热量、低脂肪的保健食品，有抗癌、防癌、提高免疫力、预防衰老、延长寿命的独特功效。

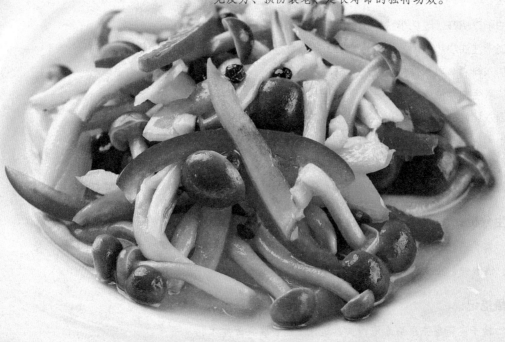

「天花粉银耳百合粥」

厨具：砂锅

烹饪方法：炖煮

分量：2人份

功效：滋阴润燥

材料：天花粉10克，百合20克，水发银耳30克，水发大米100克，冰糖15克

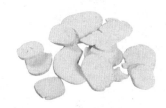

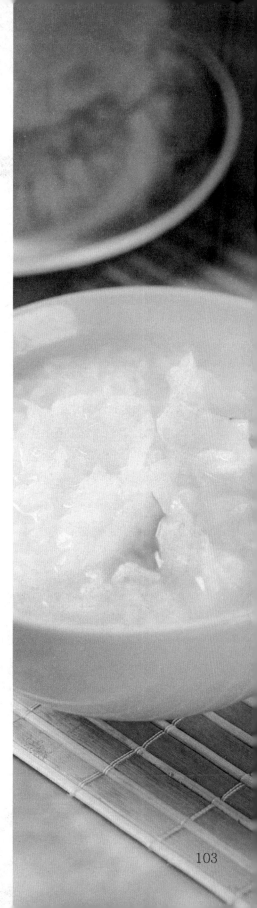

做法：

+ 洗好的银耳切成小块，备用。

+ 砂锅中注入适量清水烧开，倒入洗净的大米，搅拌均匀。

+ 放入备好的天花粉、银耳块，搅拌均匀。

+ 盖上锅盖，用小火煮约30分钟至食材熟软。

+ 揭开锅盖，倒入洗净的百合，续煮10分钟。

+ 加入适量冰糖，搅拌匀，略煮一会儿至冰糖溶化，盛出即可。

养生分析：

此粥含有蛋白质、碳水化合物、钙、铁、维生素、秋水仙碱等营养成分，具有养心安神、润肺止咳等功效。

食悟笔记：

银耳须提前泡发。

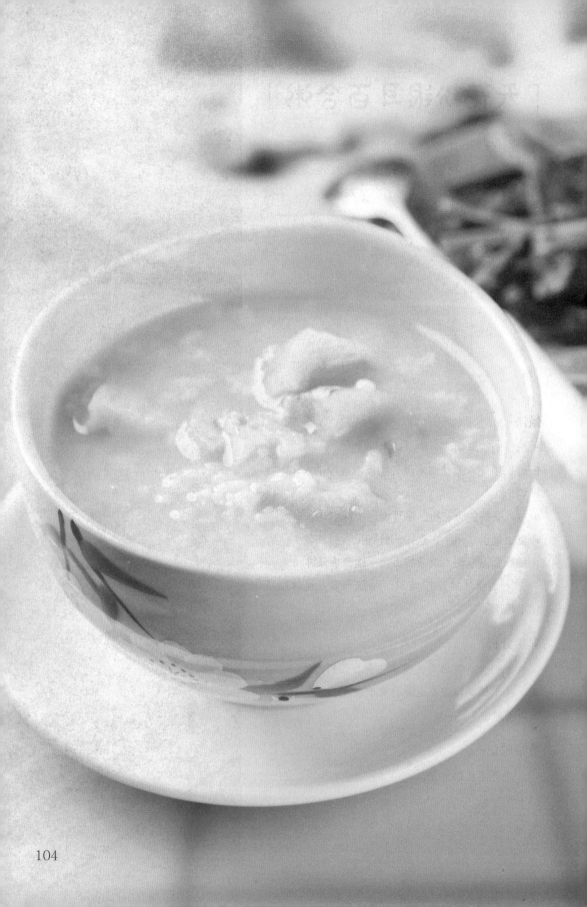

益母草鲜藕粥

厨具：砂锅

烹饪方法：炖煮

分量：2人份

功效：滋阴润燥

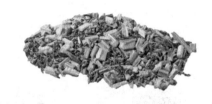

材料：

益母草5克，鲜藕80克，水发大米200克，蜂蜜少许

做法：

+ 洗净去皮的鲜藕切块。

+ 砂锅中注水烧热，倒入益母草。

+ 中火煮20分钟至析出有效成分，将药材捞干净。

+ 倒入大米，煮开后转小火煮40分钟。

+ 倒入鲜藕块，再煮10分钟，淋入蜂蜜，拌匀入味，盛出即可。

养生分析：

益母草含有生物碱类、黄酮类、二萜类、苯丙醇普类、脂肪酸类等成分，具有益气补血、清热凉血等功效。其所含的有效成分为益母草素，内服可使血管扩张从而使血压下降，可治疗动脉硬化性和神经性的高血压。

食悟笔记：

益母草入锅后要多搅拌，帮助有效成分析出。

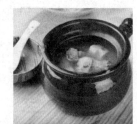

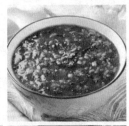

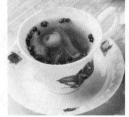 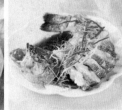 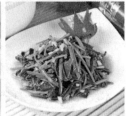 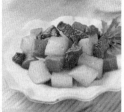

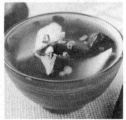

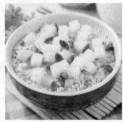

寒露

——温脾胃，养气血

秋季已经过了大半，寒露在每年的公历10月7日—9日，史书记载：「斗指寒甲为寒露，斯时露寒而冷，将欲凝结，故名寒露。」「露气寒冷，将凝结也」。

随着寒露的到来，气候已经完全由酷热转为寒凉，万物萧瑟肃杀，逐渐衰落。自然界中，阳气逐渐衰退，阴气逐渐强盛，人体阴阳寒热变化亦是如此。饮食上宜温脾胃润燥、补益气血，以缓解寒凉、秋燥带来的不适。

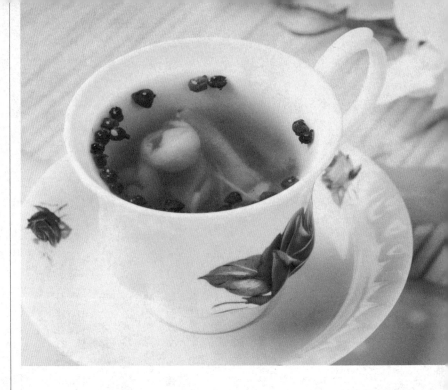

桂圆人参茶

功效：补益气血

分量：2人份

烹饪方法：炖煮

厨具：砂锅

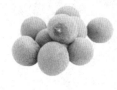

材料：

人参片10克，五味子8克，桂圆肉15克，绿茶叶6克

做法：

✦ 砂锅中注入适量清水烧开，备用。

✦ 放入备好的人参片、五味子、桂圆肉。

✦ 盖上锅盖，用小火煮约20分钟至其析出有效成分。

✦ 揭开锅盖，盛出少许药汁，倒入装有绿茶叶的杯中，清洗一遍茶叶，倒出药汁。

✦ 再次倒入药汁，盖上锅盖，泡约5分钟即可饮用。

养生分析：

　　五味子含有有机酸、维生素、类黄酮、植物固醇等成分，具有益气强肝、提高记忆力、强身健体等功效。

食悟笔记：

　　可将药材装入药材袋再煮，煮出的药汁更纯净。

「萝卜炖牛肉」

厨具： 炒锅

烹饪方法： 焖煮

分量： 2人份

功效： 强壮筋骨

材料： 胡萝卜120克，白萝卜230克，牛肉270克，姜片少许，盐2克，老抽2毫升，生抽6毫升，水淀粉6毫升

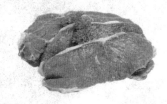

做法：

✦ 将洗净去皮的白萝卜切成大块。

✦ 洗好去皮的胡萝卜切开，再切成条，改切成块。

✦ 洗好的牛肉切开，改切成块，备用。

✦ 锅中注入适量清水烧热，放入牛肉、姜片、老抽、生抽、盐。

✦ 煮开后用中小火煮30分钟。

✦ 倒入白萝卜、胡萝卜，用中小火煮15分钟。

✦ 盖上锅盖，倒入适量水淀粉，炒至食材熟软入味。

✦ 关火后盛出煮好的菜肴即可。

养生分析：

牛肉含有蛋白质、维生素A、维生素B$_6$、钙、磷、铁、钾、硒等营养成分，具有补中益气、滋养脾胃、强健筋骨、止渴止涎等功效。

食悟笔记：

牛肉先用清水浸泡2小时，不仅能去除牛肉中的血水，也可去除腥味。

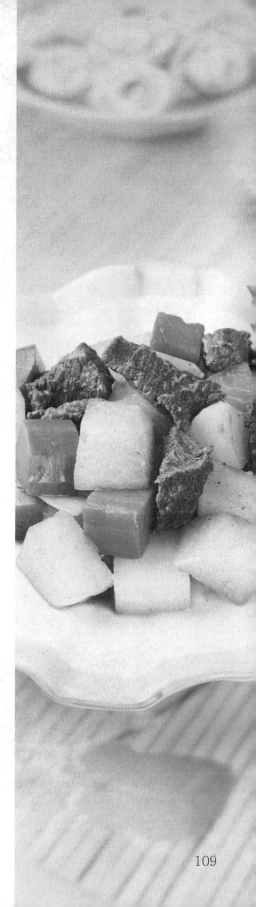

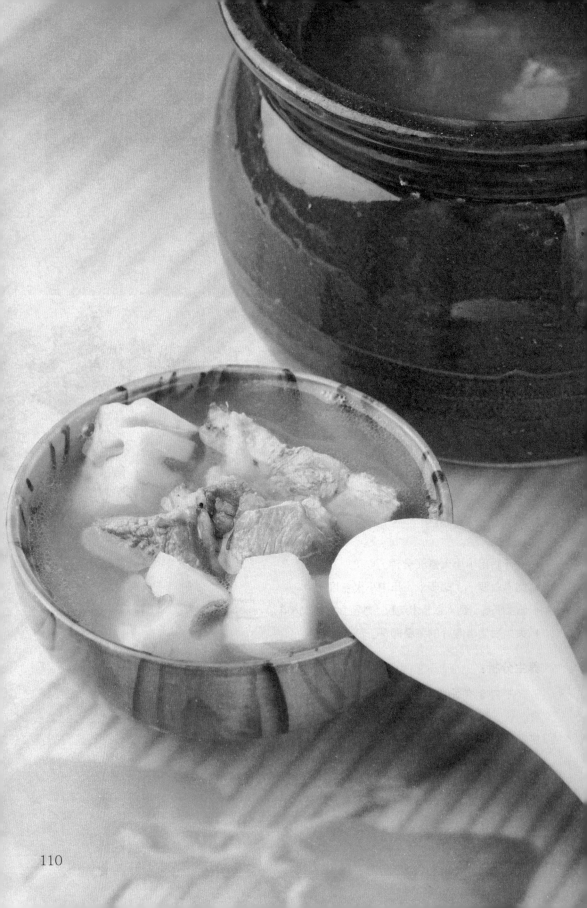

瓦罐莲藕汤

厨具： 瓦罐，炒锅
烹饪方法： 汆水，炖煮
分量： 2人份
功效： 补益气血

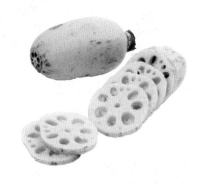

材料：

排骨350克，莲藕200克，姜片20克，料酒8毫升，盐2克，鸡粉2克，胡椒粉适量

做法：

+ 洗净去皮的莲藕切成丁。
+ 砂锅中注入适量清水烧开，倒入洗净的排骨，加入料酒，汆去血水。
+ 瓦罐中注入适量清水烧开，放入汆过水的排骨，煮至沸腾后倒入姜片。
+ 烧开后用小火煮20分钟，至排骨五成熟，揭开锅盖，倒入莲藕，搅拌匀。
+ 用小火续煮20分钟，至排骨熟透。
+ 盖上锅盖，放入鸡粉、盐，加入少许胡椒粉。
+ 用勺拌匀调味，撇去汤中浮沫后关火焖一会儿。
+ 将瓦罐从灶上取下即可。

养生分析：

　　莲藕含有植物蛋白质、维生素、碳水化合物、淀粉、钙、磷、铁等营养成分，有益胃健脾、益气补血、生肌、止泻的功效，还能增强机体免疫力。

食悟笔记：

　　熬汤时水要一次性加足，中途不能加凉水，否则排骨的蛋白质就不能充分溶解，并且汤会变浑浊。

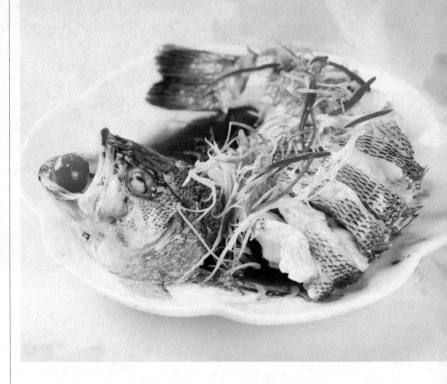

清蒸开屏鲈鱼

功效：增强免疫力

分量：2人份

烹饪方法：蒸

厨具：蒸锅

材料：

鲈鱼500克，姜丝、葱丝、彩椒丝各少许，盐2克，鸡粉2克，胡椒粉少许，蒸鱼豉油少许，料酒8毫升，食用油适量

做法：

✤ 将处理好的鲈鱼切去背鳍和鱼头，鱼背部切相连的一字刀块状。

✤ 把鲈鱼装入碗中，放入适量盐、鸡粉、胡椒粉，淋入少许料酒，抓匀，腌渍10分钟。

✤ 把腌渍好的鲈鱼放入盘中，摆放成孔雀开屏的造型，放入烧开的蒸锅中，用大火蒸7分钟。

✤ 揭开锅盖，把蒸好的鲈鱼取出，撒上姜丝、葱丝，再放上彩椒丝。

✤ 浇上少许热油，最后淋入蒸鱼豉油即可。

养生分析：

鲈鱼有很高的营养价值，具有降低胆固醇、降血脂的作用，是高血脂病患者的理想食材。

食悟笔记：

将鱼背立起来切一字刀比较省力，也不容易破坏鲈鱼的完整性。

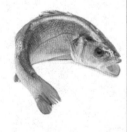

「紫米桂花粥」

厨具：砂锅

烹饪方法：炖煮

分量：2人份

功效： 温补脾胃

材料： 水发紫米50克，水发糯米50克，桂花5克，红糖20克

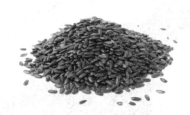

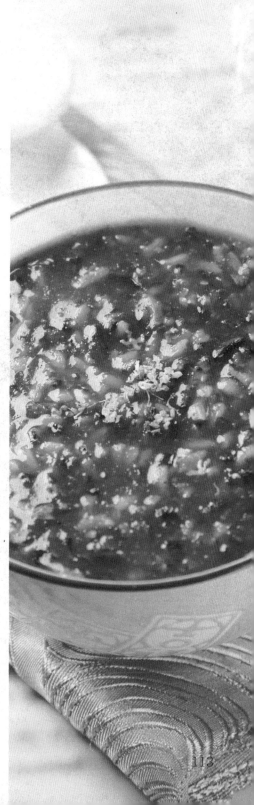

做法：

✤ 砂锅中注入适量清水，倒入紫米、糯米，拌匀。

✤ 盖上锅盖，大火煮开后转小火煮40分钟至食材熟软。

✤ 盖上锅盖，倒入桂花，拌匀。

✤ 加入红糖，拌匀。

✤ 关火，将煮好的粥盛出，装入碗中即可。

养生分析：

紫米含有蛋白质、维生素E、纤维素、碳水化合物、钙、磷、钾、铁、锌等营养成分，具有增强免疫力、清除自由基、补铁补虚等功效。

食悟笔记：

紫米可先泡发后再煮，这样更易煮熟。

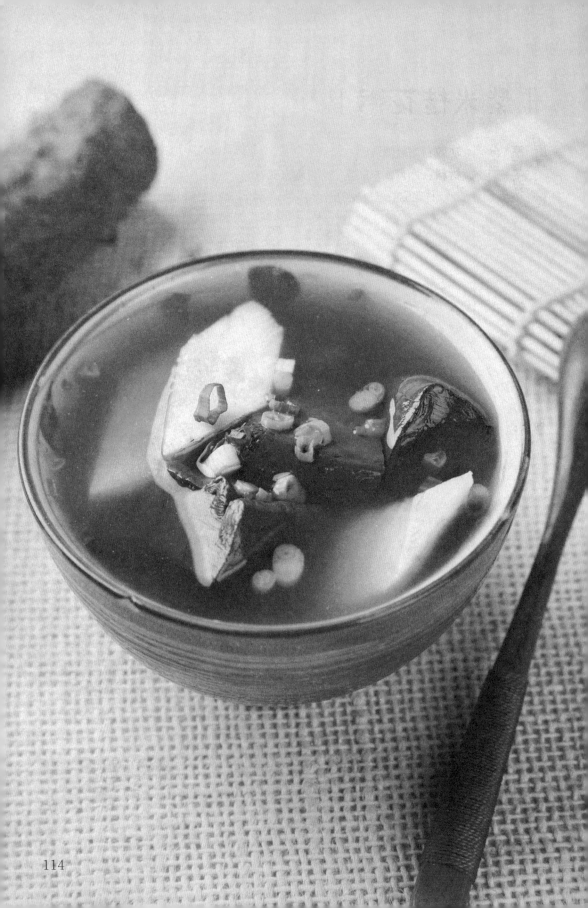

「猪血山药汤」

厨具：炒锅

烹饪方法：炖煮

分量：2人份

功效：补血美容

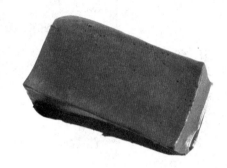

材料：

猪血270克，山药70克，葱花少许，盐2克，胡椒粉少许

做法：

+ 洗净去皮的山药用斜刀切段，改切厚片，备用。

+ 洗好的猪血切开，改切小块，备用。

+ 锅中注入适量清水烧热，倒入猪血，拌匀，氽去污渍。

+ 捞出猪血，沥干水分，待用。

+ 另起锅，注入适量清水烧开，倒入猪血、山药。

+ 盖上锅盖，大火烧开后用中小火煮约10分钟至食材熟透。

+ 揭开锅盖，加入少许盐拌匀，关火后待用。

+ 取一个汤碗，撒入少许胡椒粉，盛入锅中的汤料，点缀上葱花即可。

养生分析：

猪血含有蛋白质、维生素B_2、维生素C、烟酸、铁、磷、钙等营养成分，具有解毒清肠、补血美容、增强免疫力等功效。

食悟笔记：

猪血要氽水后再烹饪，这样可以去除腥味。

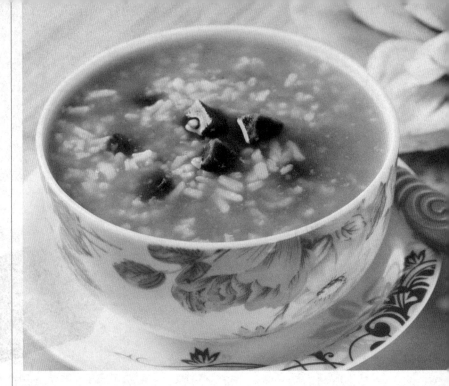

紫薯粥

功效：温补脾胃

分量：2人份

烹饪方法：炖煮

厨具：砂锅

材料：

水发大米100克，紫薯75克

做法：

✤ 洗净去皮的紫薯切片，再切条，改切成小丁块，备用。

✤ 砂锅中注入适量清水烧开，倒入洗净的大米，搅拌匀。

✤ 盖上锅盖，大火烧开后用小火煮约30分钟。

✤ 揭开锅盖，倒入切好的紫薯丁，用勺子搅拌均匀。

✤ 再盖上锅盖，用小火续煮约15分钟至食材熟透。

✤ 揭开锅盖，搅拌均匀，盛出煮好的紫薯粥，装入碗中即可。

养生分析：

紫薯粥含有蛋白质、淀粉、花青素、纤维素、多种维生素及矿物质成分，具有促进胃肠蠕动、益气补血、增强免疫力等功效。

食悟笔记：

紫薯黏性大，所以大米不要放太多，否则容易煳锅。

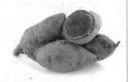

「山药小麦粥」

厨具：砂锅

烹饪方法：炖煮

分量：2人份

功效：补脾益胃

材料：水发大米150克，水发小麦米65克，山药80克，盐2克

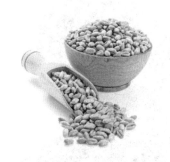

做法：

✤ 洗净去皮的山药切片，再切条形，改切成丁。

✤ 砂锅中注水烧开，放入洗好的大米、小麦米，放入山药，拌匀。

✤ 盖上锅盖，烧开后用小火煮约1小时，揭开锅盖，调入少许盐，拌匀，盛出即可。

养生分析：

　　小麦含有淀粉、蛋白质、维生素A、B族维生素、钙、铁等营养成分，具有增进食欲、益脾养胃、增强免疫力等功效。

食悟笔记：

　　小麦不易熟透，最好选择高压锅来煮，这样粥的口感会更好。

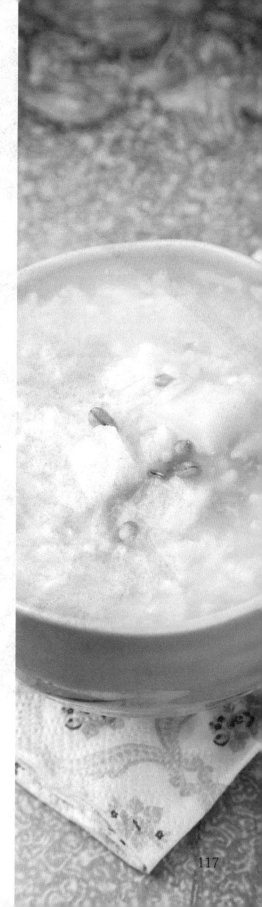

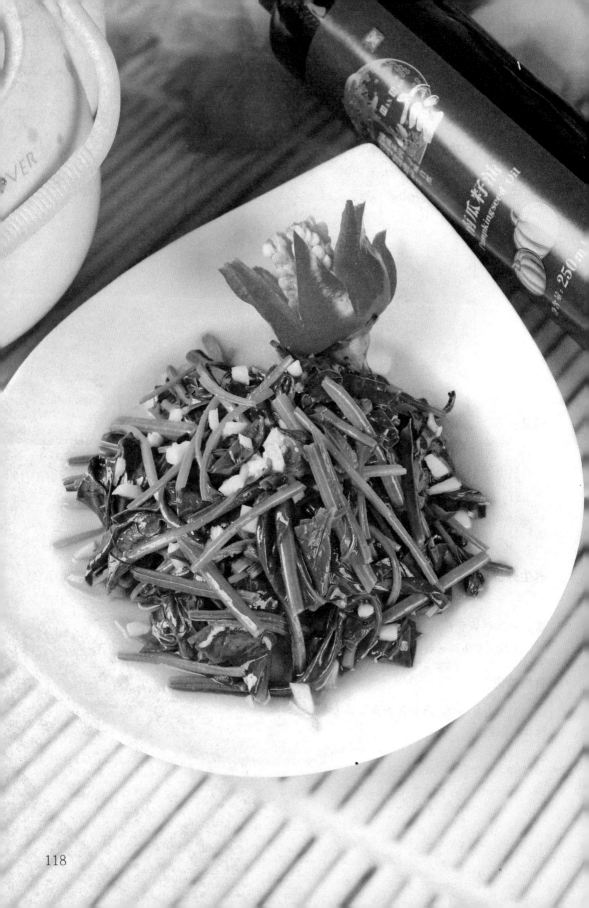

姜汁拌菠菜

厨具： 炒锅
烹饪方法： 汆煮
分量： 1人份
功效： 补气养血

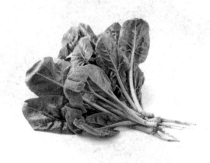

材料：

菠菜300克，姜末、蒜末各少许，南瓜籽油18毫升，盐2克，鸡粉2克，生抽5毫升

做法：

+ 洗净的菠菜切成段，待用。
+ 沸水锅中加入盐，淋入8毫升南瓜籽油，倒入切好的菠菜，汆煮一会儿至断生。
+ 捞出汆好的菠菜，沥干水分，装碗待用。
+ 往汆煮好的菠菜中倒入姜末、蒜末。
+ 倒入10毫升南瓜籽油，加入盐、鸡粉、生抽。
+ 充分地将食材拌匀。
+ 将拌好的食材装入盘中即可。

养生分析：

　　菠菜中含有胡萝卜素、维生素C、维生素K、矿物质等成分，具有行气补血、促进食欲等功效。菠菜提取物具有促进细胞增殖的作用，既抗衰老又增强青春活力。

食悟笔记：

　　生抽本身有咸鲜味，可少放或不放盐和鸡粉。

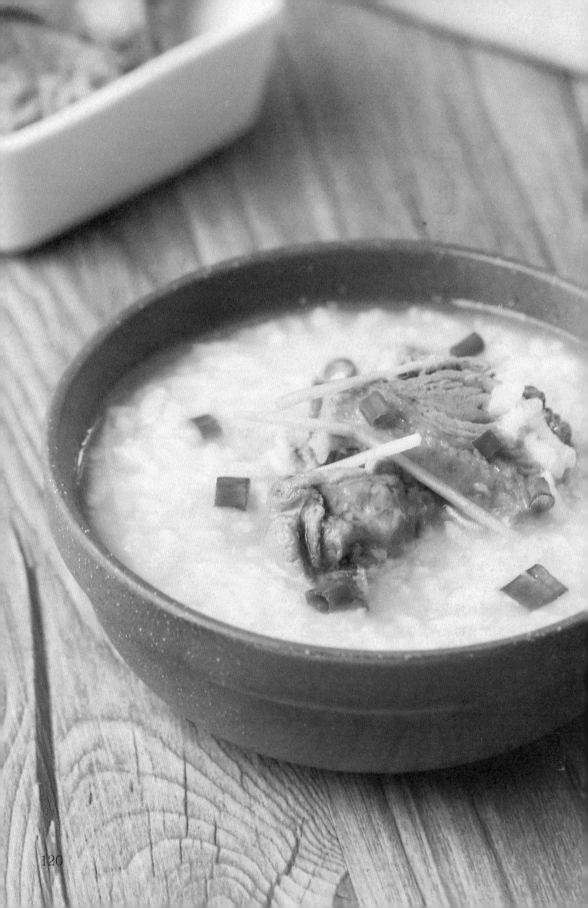

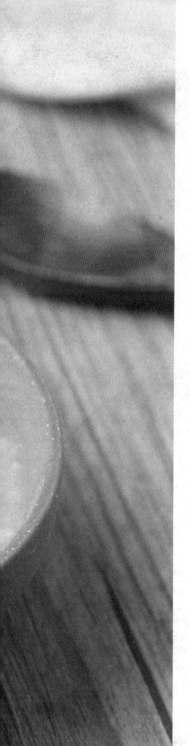

「姜丝鸭肉粥」

厨具： 砂锅
烹饪方法： 炖煮
分量： 2人份
功效： 滋阴养胃

材料： 鸭肉300克，水发大米150克，姜丝、葱花各少许，盐3克，鸡粉2克，胡椒粉少许，芝麻油2毫升，食用油少许

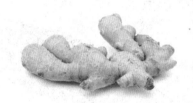

做法：

✢ 把洗净的鸭肉斩成小块，装入盘中。

✢ 砂锅中注入适量清水烧开，倒入洗净的大米，拌匀。

✢ 加少许食用油，搅拌匀，用小火煮30分钟至大米熟软。

✢ 下入少许姜丝，倒入鸭块，用小火煮15分钟至食材熟透。

✢ 放入适量盐、鸡粉、胡椒粉、芝麻油，拌匀调味，盛出撒上葱花即可。

养生分析：

　　这道养生粥含有蛋白质、B族维生素、维生素E、铁、铜、锌等营养元素，具有养胃滋阴、清肺解热、大补虚劳、利水消肿、保护心脏等功效，可用于辅助治疗咽喉干燥、头晕头痛等病症。

食悟笔记：

　　鸭肉性寒，煮制时可以多放点姜丝，以去腥驱寒。

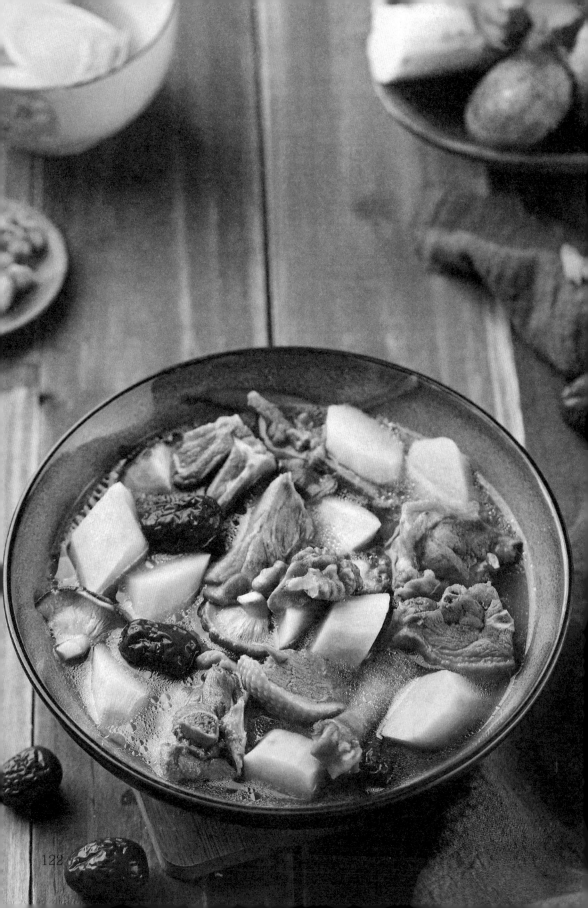

怀山老鸭汤

厨具：砂锅

烹饪方法：炖煮

分量：2人份

功效：益智健脑

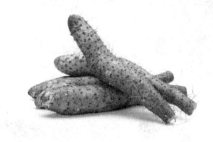

材料：

益智仁5克，怀山药5克，核桃仁10克，大枣3枚，小香菇5朵，老鸭肉块200克，盐适量

做法：

✛ 香菇用清水泡发；益智仁装入隔渣袋，扎紧袋口，用清水泡发；大枣、核桃仁、怀山药分别装入碗中用清水泡发；鸭肉氽去杂质，备用。

✛ 砂锅中注水，倒入鸭肉块、大枣、核桃仁、怀山药、泡发好的香菇、隔渣袋，盖上锅盖，大火煮开转小火煮2个小时，调入盐，盛出即可。

养生分析：

益智仁具有益智健脑、温肾固精的功效；核桃含有丰富的不饱和脂肪酸，补脑效果极佳，两者结合能够很好地增强大脑功能；怀山药补中益气；红枣补气养血；香菇增强免疫力。五种食材搭配食用，是难得的补益大脑、气血双补的食补好方剂。

食悟笔记：

泡发好的香菇切去菌蒂，口感会更好。

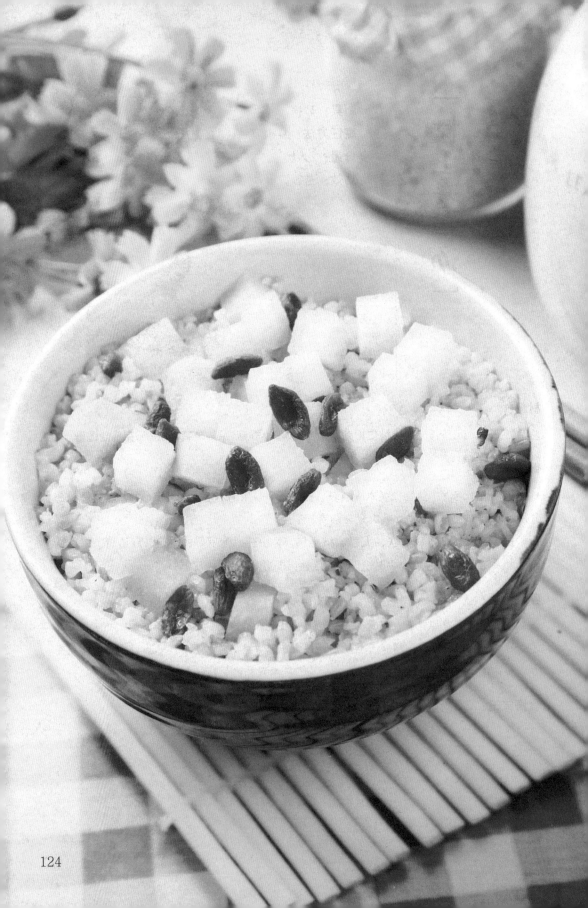

糙米凉薯枸杞饭

厨具：蒸锅
烹饪方法：蒸
分量：1人份
功效：健脾养胃

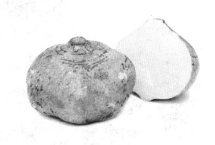

材料：

凉薯80克，泡发糙米100克，枸杞5克

做法：

+ 将泡发好的糙米倒入碗中。
+ 加入适量清水，没过糙米1厘米处。
+ 蒸锅中注入适量清水烧开，放入装好糙米的碗。
+ 盖上锅盖，大火蒸40分钟至糙米熟软。
+ 盖上锅盖，放入切好的凉薯，铺平，撒上枸杞。
+ 盖上锅盖，转中火继续炖20分钟至食材熟透。
+ 关火，盖上锅盖，取出炖好的糙米凉薯枸杞饭。
+ 待稍凉即可食用。

养生分析：

糙米含有蛋白质、钙、铁、维生素B_1、维生素E、纤维素及膳食纤维，具有瘦身排毒、治疗便秘、强化体质等功效。

食悟笔记：

糙米要提前浸泡30分钟左右，这样节省煮制时间。

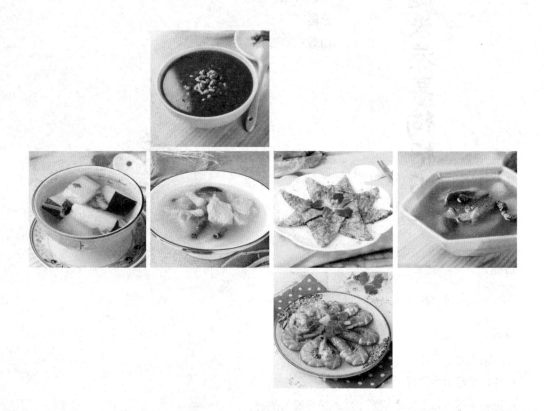

霜降

——补虚损，温肾阳

霜降是秋季最后一个节气，每年的公历10月23～24日开始，此时天气完全转冷，空气中的水汽结晶，凝而成霜，降于大地，故而霜降。进入霜降时节，天气寒冷，多采取温补的方式来进行养生，民间有说法「一年补透透，不如补霜降」，足以见得霜降温补的作用。平时应注意防寒保暖，早睡早起，保证睡眠质量，预防旧病复发。饮食上宜以温补为主，佐以健胃消食、助消化的食物。

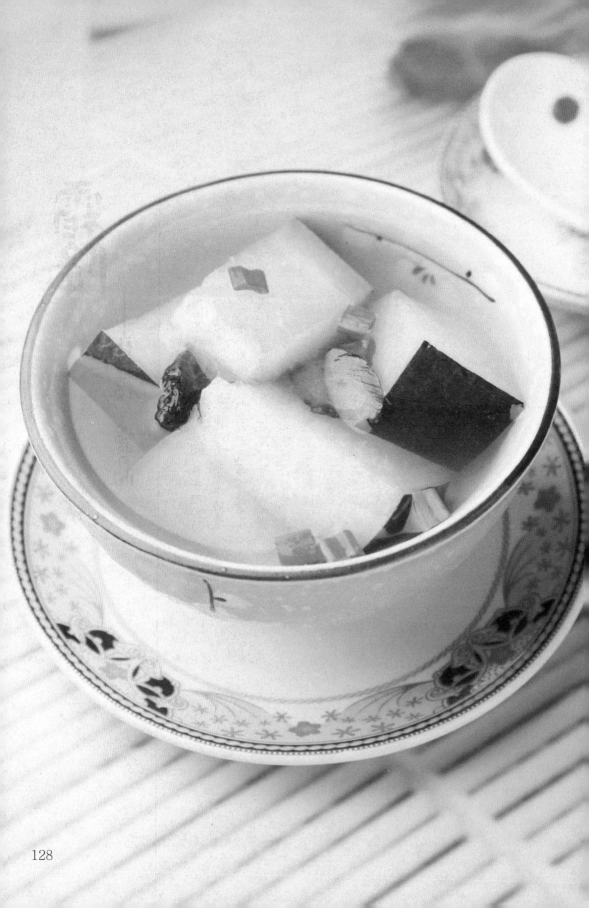

石菖蒲炖冬瓜

厨具： 砂锅

烹饪方法： 炖煮

分量： 2人份

功效： 清热利水

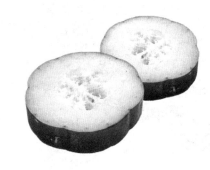

材料：

冬瓜220克，石菖蒲12克，葱花少许，盐、鸡粉各2克

做法：

+ 将洗净的冬瓜切大块，备用。
+ 砂锅中注入适量清水烧热。
+ 倒入洗净的石菖蒲，放入冬瓜块。
+ 盖上锅盖，大火烧开后用小火煮约30分钟，至食材熟透。
+ 盖上锅盖，加入少许盐、鸡粉，拌匀调味。
+ 关火后盛出煮好的冬瓜汤，装入碗中，撒上葱花即成。

养生分析：

冬瓜含有蛋白质、胡萝卜素、B族维生素、维生素C、粗纤维、钙、磷、铁、钾等营养成分，具有清热解毒、利水消痰、除烦止渴等功效。

食悟笔记：

可先将石菖蒲煮一会儿再放入冬瓜，这样煮出的汤汁药用价值更高。

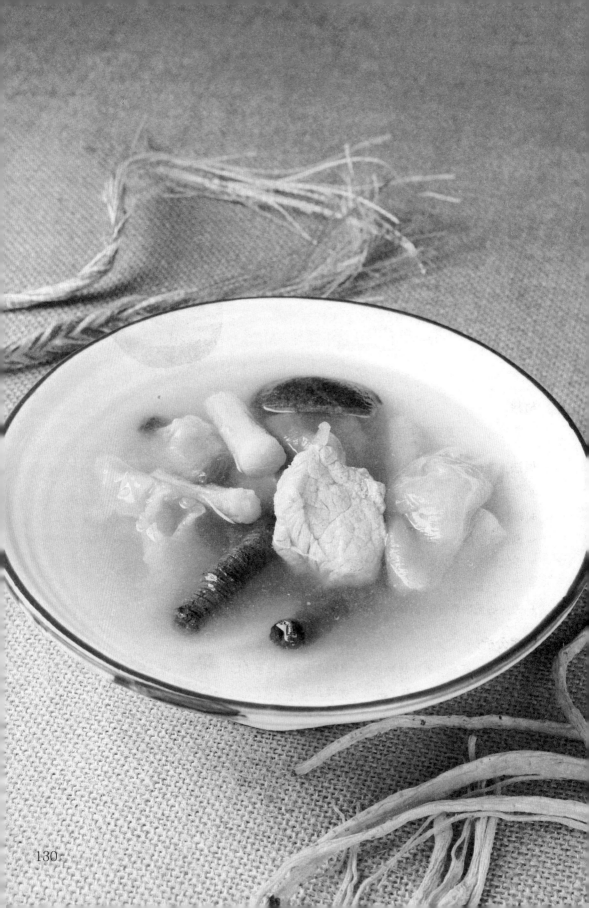

「巴戟党参炖花胶」

厨具： 砂锅
烹饪方法： 炖煮
分量： 2人份
功效： 温阳补肾

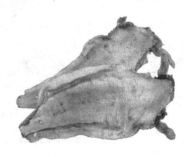

材料：

水发花胶50克，瘦肉100克，巴戟天15克，陈皮1片，枸杞15克，党参20克，姜片少许，盐2克

做法：

＋ 处理好的花胶切段，洗净的瘦肉切块。

＋ 锅中注入适量清水烧开，倒入瘦肉，氽煮片刻。

＋ 关火后捞出氽煮好的瘦肉，沥干水分，装盘备用。

＋ 砂锅中注入适量清水，倒入瘦肉、花胶、姜片及所有药材，拌匀。

＋ 盖上锅盖，大火炖开转小火炖3小时至析出有效成分。

＋ 盖上锅盖，加入盐，搅拌片刻至入味。

＋ 关火，盛出炖好的菜肴，装入碗中即可。

养生分析：

　　瘦肉含有蛋白质、脂肪酸、B族维生素、铜、钙、磷、铁等营养成分，具有增强免疫力、补肾养血、滋阴润燥等功效。

食悟笔记：

　　陈皮需要用水泡开，这样味道更易散发出来。

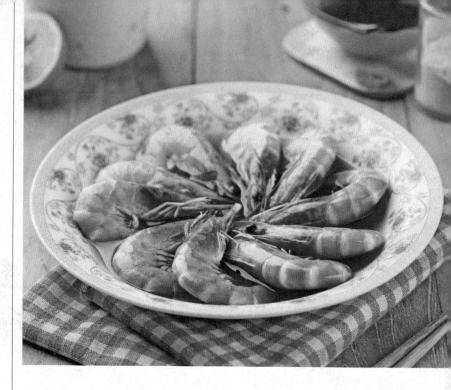

糟卤虾

功效：增强人体免疫力

分量：2人份

烹饪方法：氽水，调卤汁

厨具：炒锅

材料：

大虾150克，姜片、葱段各少许，香糟卤110毫升

做法：

+ 沸水锅中倒入洗净的大虾，放入姜片、葱段，氽煮片刻。
+ 待大虾转色，捞出沥干水待用。
+ 往大虾中倒入香糟卤，用保鲜膜包严实。
+ 放入冰箱中冷藏2个小时。
+ 取出大虾，撕开保鲜膜，将大虾装盘即可。

养生分析：

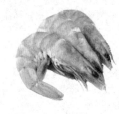

　　大虾是高蛋白食品，含有锌、碘、硒、维生素A等营养成分，适量食用有助于保护视力，还有利于增强人体的免疫力和生殖功能。另外，大虾的热量和脂肪含量较低，有健身习惯的人不妨多吃虾来补充蛋白质，增进肌肉的生长，又不必担心发胖。

食悟笔记：

　　糟卤味道较咸，虾肉也比较容易吸味，建议先用冷开水将糟卤稀释后再倒入大虾腌渍。

「茴香鸡蛋饼」

厨具：煎锅

烹饪方法：煎

分量：2人份

功效：补益气血

材料：茴香45克，鸡蛋液120克，盐2克，鸡粉3克，食用油适量

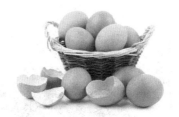

做法：

✤ 将洗净的茴香切小段。

✤ 把茴香倒入鸡蛋液里，加入盐、鸡粉，调匀。

✤ 用油起锅，倒入混合好的蛋液，煎至成形，煎出焦香味。

✤ 翻面，煎至焦黄色，将煎好的鸡蛋饼盛出。

✤ 把鸡蛋饼切成扇形块后装盘即可。

养生分析：

　　鸡蛋具有健脑益智、保护肝脏、预防癌症、延缓衰老等作用；茴香含有胡萝卜素、纤维素以及多种维生素，具有行气、散寒、止痛等作用。茴香具有独特的芳香和甜味，用于煎鸡蛋饼可以增加鸡蛋饼的香味，能开胃消食，增加食欲。

食悟笔记：

　　鸡蛋液倒入锅中煎至成形后，应改用小火煎制，以免将鸡蛋饼煎煳。

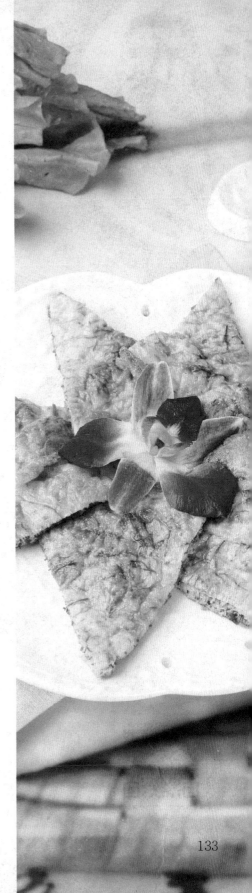

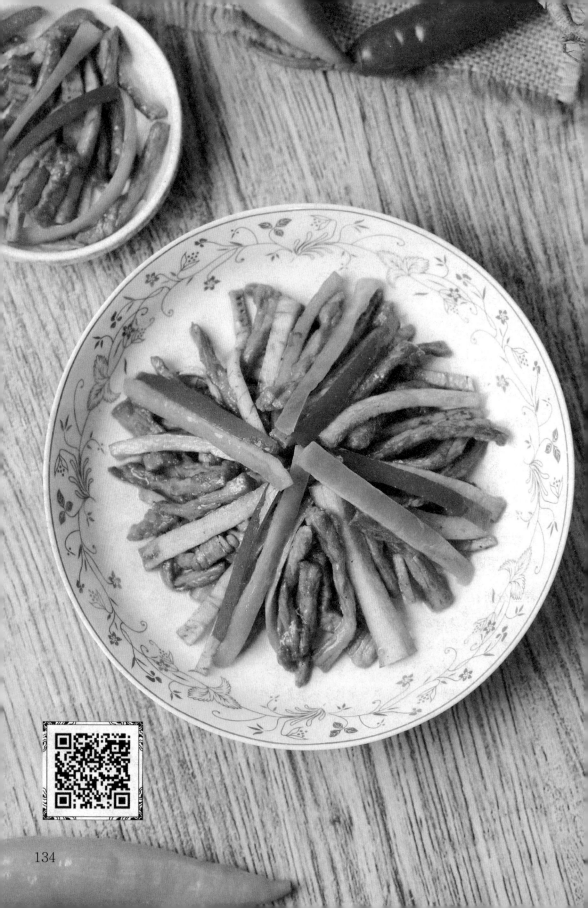

「干煸芋头牛肉丝」

厨具：炒锅
烹饪方法：炒
分量：2人份
功效：增强人体免疫力

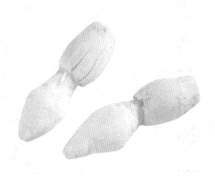

材料：

牛肉270克，鸡腿菇45克，芋头70克，青椒15克，红椒10克，姜丝、蒜片各少许，盐3克，白糖、食粉各少许，料酒4毫升，生抽6毫升，食用油适量

做法：

+ 将去皮洗净的芋头切丝，洗好的鸡腿菇切粗丝，洗净的红椒、青椒切丝。
+ 洗净的牛肉切细丝，加入姜丝、料酒、1克盐、食粉、3毫升生抽拌匀，腌渍约15分钟。
+ 热锅注油，烧至五成热，倒入芋头丝拌匀，用中火炸成金黄色，捞出；再倒入鸡腿菇搅散，用小火炸一会儿，捞出。
+ 用油起锅，撒上余下的姜丝，放入蒜片爆香，倒入肉丝炒至其变色。
+ 倒入红椒丝、青椒丝炒至其变软，放入芋头丝和鸡腿菇炒散，加入2克盐、3毫升生抽、白糖翻炒匀，至食材熟透即可。

养生分析：

秋季天气转凉，人的食欲也开始变大，较肥胖者可以多吃些芋头，因为芋头中的食物纤维素能够让人产生饱腹感，并且芋头中含有多种微量元素，能增强人体的免疫功能。

食悟笔记：

鸡腿菇肉质鲜嫩，炸的时候油温最好低一些，以免将其炸糊。

「冬瓜玉米西红柿粥」

厨具：砂锅

烹饪方法：炖煮

分量：2人份

功效：补脾健胃

材料：

西红柿85克，冬瓜、玉米粒各40克，水发大米130克，盐3克，鸡粉2克，胡椒粉少许，芝麻油2毫升，食用油少许

做法：

✤ 洗净的西红柿切块，冬瓜洗净切小丁，玉米粒洗净。

✤ 砂锅中注水烧开，倒入大米、玉米粒，食用油。

✤ 用小火煮30分钟至大米、玉米粒熟软，倒入西红柿块、冬瓜丁，拌匀。

✤ 盖上锅盖，用小火煮10分钟至全部食材熟透。

✤ 盖上锅盖，加入适量盐、鸡粉、芝麻油、胡椒粉，拌匀调味即可。

养生分析：

此粥营养丰富，能滋养肌肤、生津止渴、健胃消食，对肾炎、癌症等病症也有一定的食疗作用。

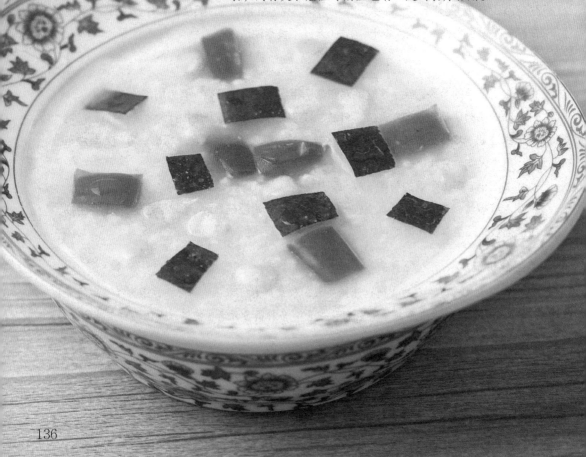

「素蒸芋头」

厨具：蒸锅
烹饪方法：蒸
分量：2人份

功效：补气益肾
材料：去皮芋头500克，葱花适量，生抽5毫升，食用油适量

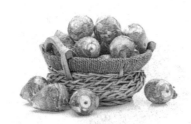

做法：

+ 洗净去皮的芋头切滚刀块，装盘。
+ 电蒸锅注水烧开，放入切块的芋头，盖上锅盖，用大火蒸30分钟至芋头熟软。
+ 盖上锅盖，取出蒸好的芋头，撒上葱花，待用。
+ 用油起锅，烧至八成热，关火，将热油淋在芋头上面。
+ 最后浇上生抽即可。

养生分析：

芋头含有丰富的淀粉和其他营养元素，具有开胃生津、消炎镇痛、补气益肾等功效。作为粗粮，还含有丰富的膳食纤维，帮助胃肠蠕动和助消化，日常生活中多吃粗粮有益健康。

食悟笔记：

可以事先在芋头上扎几个小孔，这样能使其更加入味。

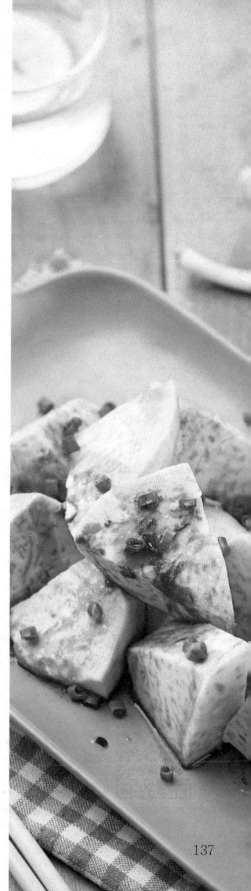

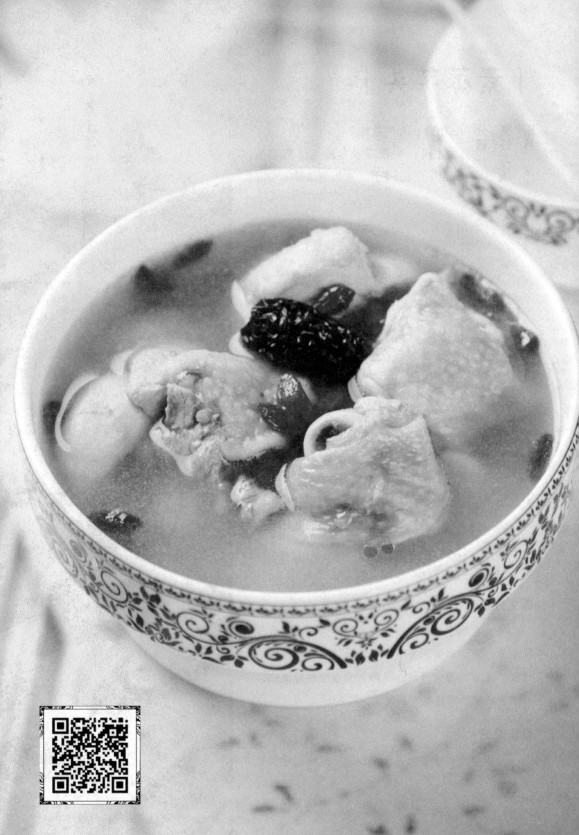

麦冬·黑枣土鸡汤

厨具：砂锅

烹饪方法：炖煮

分量：2人份

功效：清心润肺

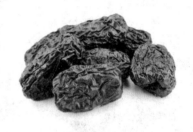

材料：

鸡腿700克，麦冬5克，黑枣10克，枸杞适量，盐1克，料酒10毫升，米酒5毫升

做法：

✤ 锅中注水烧开，倒入洗净切好的鸡腿，加入5毫升料酒，拌匀，汆一会儿至去除血水和脏污，捞出汆好的鸡腿，装盘待用。

✤ 砂锅中注水烧热，倒入麦冬、黑枣、汆好的鸡腿。

✤ 加入5毫升料酒，拌匀。

✤ 盖上锅盖，用大火煮开后转小火续煮1小时至食材熟透。

✤ 盖上锅盖，加入枸杞，放入盐、米酒，拌匀。

✤ 续煮10分钟至食材入味。

✤ 关火后盛出煮好的汤，装在碗中即可。

养生分析：

麦冬有养阴生津、润肺清心的作用，所以秋季食用一些麦冬，可以缓解肺燥干咳、津伤口渴这些不适之症。

食悟笔记：

可根据个人的喜好，添加少许白糖调味，汤的味道会更鲜。

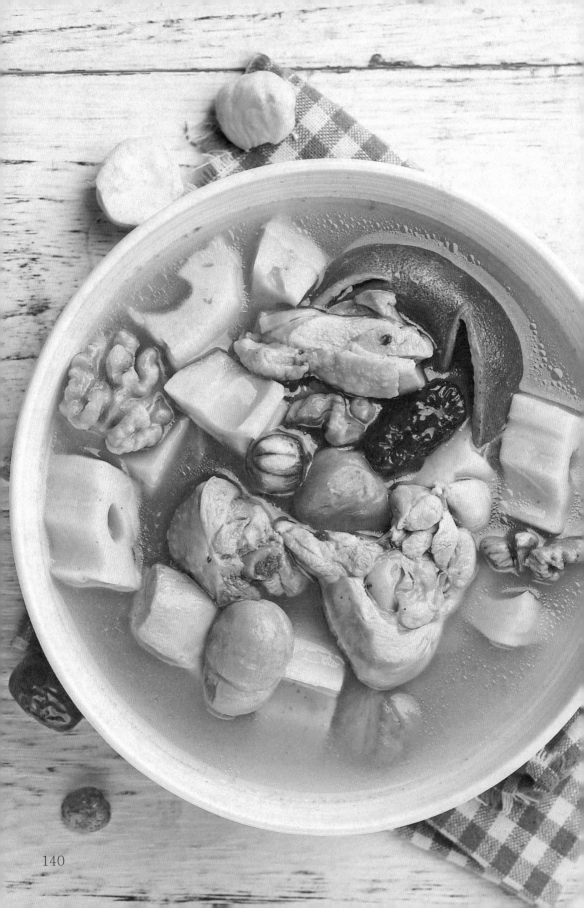

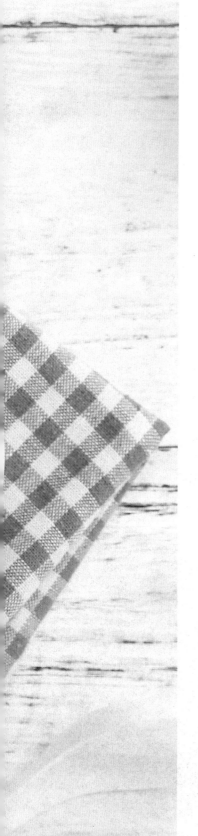

「莲藕核桃栗子汤」

厨具： 砂锅
烹饪方法： 炖煮
分量： 2人份
功效： 益气补血

材料： 水发红莲子65克，大枣40克，核桃65克，陈皮30克，鸡肉块180克，板栗仁75克，莲藕100克，盐2克

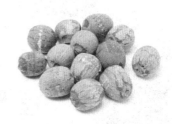

做法：

✦ 洗净的莲藕切块。

✦ 锅中注水烧开，放入鸡块，汆片刻，捞出，备用。

✦ 砂锅中注入适量清水烧开，倒入鸡块、藕块、大枣、陈皮、红莲子、板栗仁、核桃，拌匀。

✦ 盖上锅盖，大火煮开后转小火煮2小时至熟。

✦ 盖上锅盖，加入盐。

✦ 搅拌片刻至入味，关火后盛出煮好的汤，装入碗中即可。

养生分析：

　　莲藕含有蛋白质、膳食纤维、维生素C、维生素A、钙、铁等营养成分，可缓解秋燥引起的脾胃不适等症状。

食悟笔记：

　　处理好的莲藕最好立刻煮制，以免氧化。

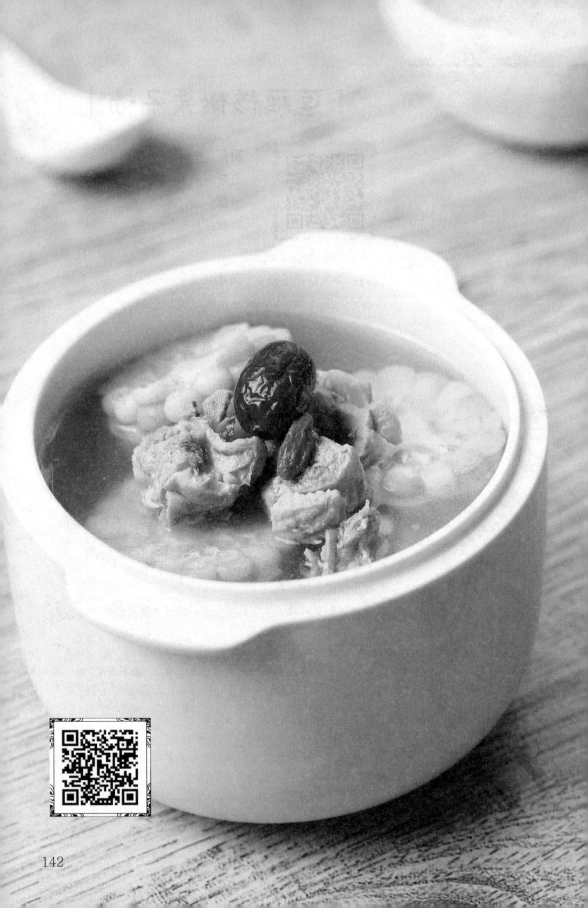

玉米煲老鸭

厨具： 砂锅
烹饪方法： 炖煮
分量： 2人份
功效： 清热解毒

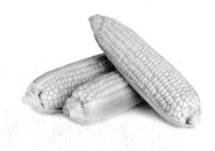

材料：

玉米段100克，鸭肉块300克，大枣、枸杞、姜片各少许，高汤适量，鸡粉2克，盐2克

做法：

✚ 锅中注水烧开，放入鸭肉，煮2分钟，汆去血水，捞出后过冷水。

✚ 砂锅中注入高汤烧开，加入鸭肉、玉米段、大枣、姜片，拌匀。

✚ 盖上锅盖，炖3小时至食材熟透。

✚ 揭开锅盖，放入枸杞，拌匀。

✚ 加入鸡粉、盐，拌匀调味。

✚ 搅拌片刻，煮5分钟。

✚ 将煮好的汤盛出即可。

养生分析：

鸭肉有养胃滋阴、清肺解热、大补虚劳、利水消肿等功效。秋季食用鸭肉可以润肺，还可以缓解咽喉干燥等不适。

食悟笔记：

将大枣去核后再煮，便于食用，有效成分也更易析出。

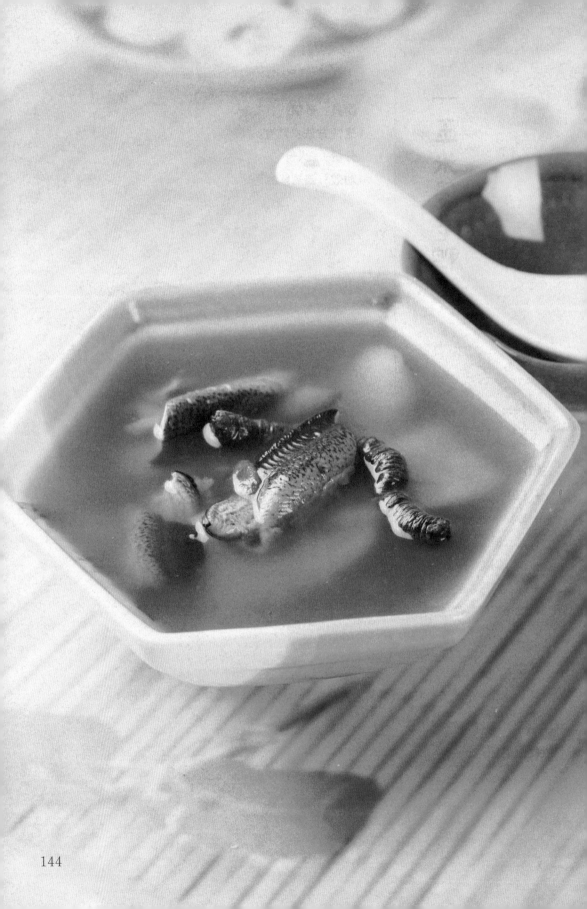

淮山鳝鱼汤

厨具：砂锅
烹饪方法：炖煮
分量：2人份
功效：补气养血

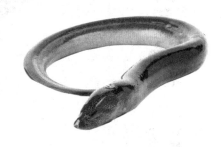

材料：

鳝鱼120克，巴戟天10克，淮山35克，黄芪10克，枸杞10克，姜片少许，盐2克，鸡粉2克，料酒10毫升

做法：

✤ 处理干净的鳝鱼切段。

✤ 锅中注入适量清水烧开，放入鳝鱼段，汆煮至变色。

✤ 捞出汆煮好的鳝鱼，沥干水分，待用。

✤ 砂锅中注入适量清水烧开，放入备好的姜片、枸杞、药材。

✤ 倒入汆过水的鳝鱼段，淋入适量料酒。

✤ 盖上锅盖，烧开后用小火煮30分钟至食材熟透。

✤ 揭开锅盖，放入少许盐、鸡粉，拌匀调味。

✤ 关火后把煮好的鳝鱼汤盛出，装入碗中即可。

养生分析：

　　鳝鱼含有较多的维生素A，可以增进视力，预防夜盲症和视力减退。此外，鳝鱼还含有鳝鱼素，具有降低血糖和调节血糖的作用。

食悟笔记：

　　鳝鱼汆水时可以用勺不时搅动，以去除表面的黏膜，这样煮出的汤可减少腥味。

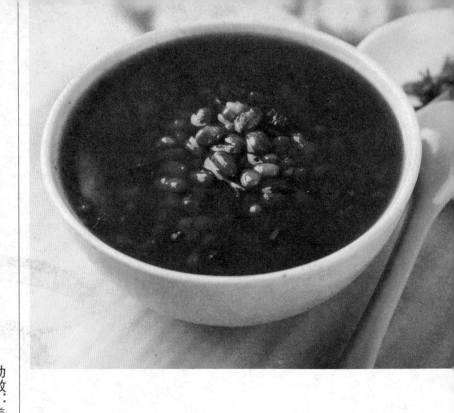

益母草红豆汤

功效：养血活血，健脾养胃

分量：2人份

烹饪方法：炖煮

厨具：砂锅

材料：

水发红豆90克，益母草少许，红糖10克

做法：

✚ 砂锅中注入适量清水烧热，倒入备好的益母草、红豆，搅拌均匀。

✚ 盖上锅盖，烧开后用小火煮约35分钟至食材熟透。

✚ 盖上锅盖，倒入红糖。

✚ 拌匀，煮至溶化。

✚ 捞出益母草，关火后盛出煮好的红豆汤即可。

养生分析：

　　红豆含有蛋白质、纤维素、B族维生素、叶酸、磷、钾、镁等营养成分，具有健脾养胃、利水除湿、清热解毒等功效。

食悟笔记：

　　红豆不易熟，因此泡发的时间可久一点。

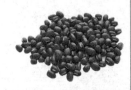

「花生牛肉粥」

厨具：砂锅

烹饪方法：炖煮

分量：2人份

功效：温补脾胃

材料：水发大米120克，牛肉丁50克，花生米40克，姜片、葱花各少许，盐2克，鸡粉2克，料酒适量

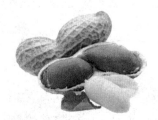

做法：

✦ 沸水锅中加入牛肉丁、料酒，将牛肉丁焯水。

✦ 砂锅中注水烧开，倒入牛肉丁、姜片及备好的花生米、大米，拌匀，盖上锅盖。

✦ 烧开后用小火煮约30分钟至食材熟软，调入盐、鸡粉，撒上葱花，搅匀，盛出即可。

养生分析：

花生含有蛋白质、维生素A、维生素B_2、维生素D、维生素E、钙、铁等营养成分，具有促进脑细胞发育、增强记忆力、健脾和胃、止血等功效。

食悟笔记：

大米可用温水泡发，这样能缩短泡发的时间。

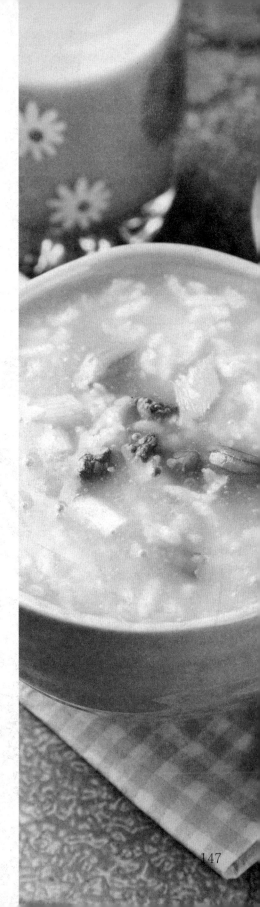

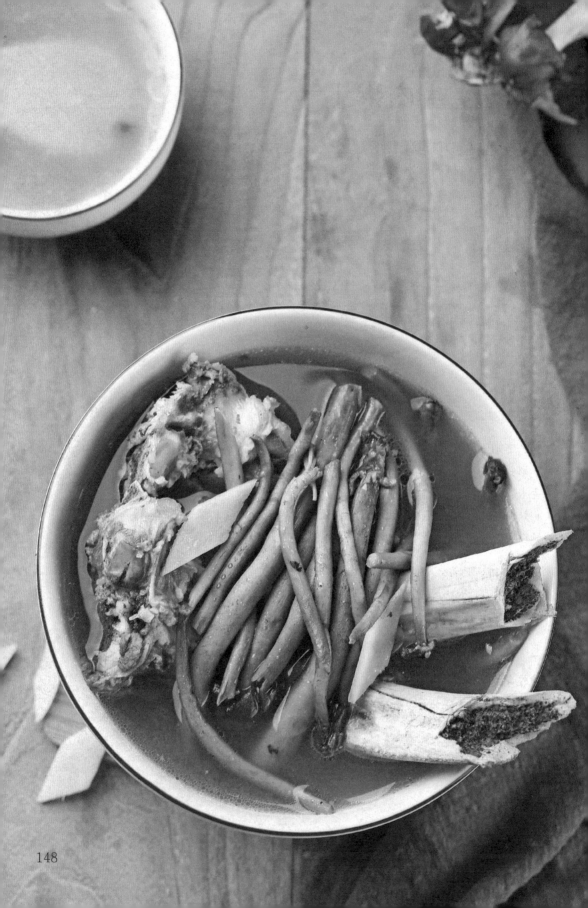

茶树菇煲牛骨

厨具： 炒锅，砂锅

烹饪方法： 氽水，炖煮

分量： 2人份

功效： 养颜补虚

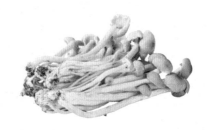

材料：

牛骨段500克，茶树菇100克，姜片、葱花各少许，盐3克，鸡粉2克，料酒少许

做法：

+ 洗好的茶树菇切去根部，切成段。
+ 锅中注水烧开，倒入洗净的牛骨段。
+ 淋入适量料酒，搅散，煮沸，氽去血水，捞出浮沫。
+ 捞出氽煮好的牛骨，装入盘中，备用。
+ 砂锅中注入适量清水烧开，倒入氽过水的牛骨。
+ 放入姜片、茶树菇，淋入少许料酒，用小火炖煮2小时至熟。
+ 揭开锅盖，加入少许盐、鸡粉，搅拌均匀。
+ 关火后盛出煮好的汤料，装入汤碗中，撒上葱花即可。

养生分析：

牛骨含有蛋白质、脂肪、骨胶原、磷酸钙、磷酸镁等营养成分，具有补肾、补钙、润肺、美容、益髓等功效。

食悟笔记：

为了让牛骨析出更多的营养成分，牛骨可以适当炖煮久一点，或者提前将关节处的骨头敲破。

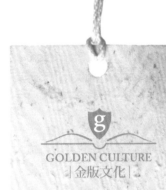

金版文化
（股票代码：835126）

深圳市金版文化发展股份有限公司（简称"金版文化"）成立于2001年，是深圳市重点文化企业、中国出版协会第六届理事会会员单位，在生活类图书领域深耕细作，市场占有率与影响力在全国均居前列。公司策划出版的图书坚持以"图文结合＋二维码视频"的形式呈现阅读之美，将生活与美学相结合，引领阅读新风尚。

责任编辑：宋涛

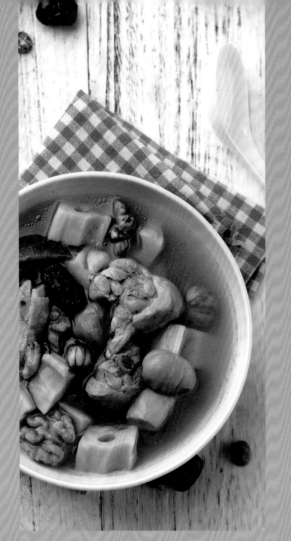

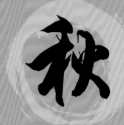

听医家讲秋季饮食养生之道，
跟大厨学时令菜品烹制技巧

秋令节气
立秋、处暑、白露、秋分、寒露、霜降

秋季食补
秋季干燥，食补以养肺防燥、滋阴润肺为先

养生要诀
适时进补，调理脾胃，早睡早起，预防秋乏秋燥

金版
GOLDEN VERSION
健康文库

上架建议：生活·健康

ISBN 978-7-5390-6299-0

9 787539 062990 >

App下载：金版健康
二维码扫一扫
金版健康轻松下

App下载：掌厨
二维码扫一扫
掌厨轻松下

微信公众号：金版健康
微信号：jinbanjk
扫描二维码即可关注

江西科学技术出版社
微信公众平台
扫描二维码即可关注

定价：39.80元

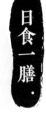

日食一膳·

夏令节气顺时养生

甘智荣／主编

顺应四时气候养生，
对应节气科学食补。
掌握夏季6个节气的不同特点，
合理安排饮食，吃出健康。

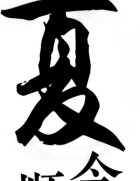

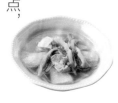

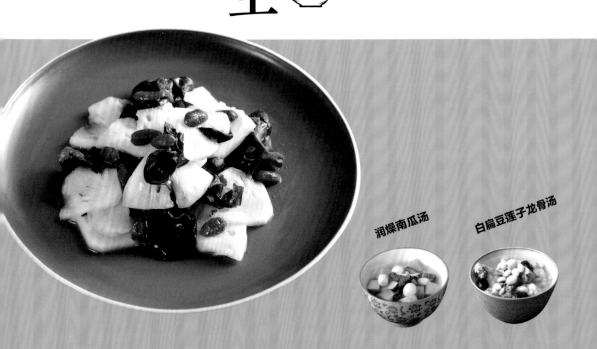

润燥南瓜汤　　白扁豆莲子龙骨汤

117道　疗愈身心的滋补家常菜　全家人的养生宝典

江西科学技术出版社

作者简介

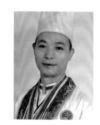

甘智荣

国家考评员，中国烹饪大师，先进教育工作者，名菜品鉴高级顾问，深圳饮食协会名厨委员会专家委员。专业造诣深厚，从事烹饪工作多年，多次参与电视台美食类节目，曾荣获环球厨神国际挑战赛银奖、国际食品餐饮博览会大厨奖，精通粤、川、鲁、湘、赣、闽等诸多菜系，被多家大型酒店聘为策划师和技术顾问，担任多所大中专院校讲师。